用最简单的方法成就最健康的生活

铁牛

开讲啦

调好五脏保健康

张振强◎著

江西科学技术出版社

图书在版编目(CIP)数据

调好五脏保健康 / 张振强著. -- 南昌 : 江西科学
技术出版社, 2016.6
(铁牛开讲啦)
ISBN 978-7-5390-5146-8
Ⅰ. ①调… Ⅱ. ①张… Ⅲ. ①五脏-养生(中医)-
基本知识 Ⅳ. ①R212
中国版本图书馆 CIP 数据核字(2015)第 291456 号
国际互联网(Internet)地址:http://www.jxkjcbs.com
选题序号:KX2015074
图书代码:D15080-101

调好五脏保健康

著/张振强
责任编辑/邓玉琼
出版发行/江西科学技术出版社
社址/南昌市蓼洲街 2 号附 1 号
邮编/330009 电话/(0791)86623491 86639342(传真)
经销/各地新华书店
印刷/江西华奥印务有限责任公司
版次/2016 年 12 月第 1 版
2016 年 12 月第 1 次印刷
开本/720mm×1000mm 1/16 印张/16
字数/160 千字
书号/ISBN 978-7-5390-5146-8
定价/46.00 元
赣版权登字-03-2015-199

【推荐序一】

铁牛道长的自然养生法，让我摆脱皮肤病折磨

得知铁牛道长要将其养生调病的经验汇集成书，我有要说些什么的冲动。我是众多受益者中很普通的一个，有机会和本书的读者分享我的调养经历和感恩之情，是我的荣幸。

15年前，我得了一种被称为神经性皮炎的病。皮炎从背部一个小小的红疹子开始一路肆虐扩张，侵蚀了我的后背、手臂、小腿，皮肤变成一片片或红或黑的色斑，伴随着难耐的痛痒。除了身体上的痛苦，还有日复一日的精神折磨，我不好意思像普通母亲那样陪女儿戏水，不敢在夏日穿一条漂亮的裙子，甚至是短袖衣衫。更加不堪的是，十几年里漫长的求医之路，西医、中医、民间偏方等等，什么都试过，可还是边治疗边扩散，不得好转却不断恶化。治疗过程中的各种疗法在我体内沉积了大量的毒素，损坏了我的肝脏。最后，无论中医还是西医，都告诉我这个病太顽固，治不好。于是，我不再相信有什么方法能治好我的病，逐渐放弃了治疗。 我的精神也慢慢麻木到只剩一个想法，日子就这么过吧……

转机的到来，像是上天的一个礼物。2013年5月，一位朋友看到我遍布疤痕和红肿的手臂，建议我快去找铁牛道长。朋友说，道长用的是自然疗法，只用食物偏方，治好了很多疑难杂症。我那时还真的很不以为然，因为当时的我早已不再相信还会有什么奇迹能发生。一直拖到7月16日，我想这日期我这一辈子都不会忘记了。那日我刚好有空，心想破罐子破摔，去找铁牛道长试试吧。我见到铁牛道长，描述了我的病情。那时他

肯定地对我说："能治好！"我很吃惊，我不停地问："是真的吗？真的能治好吗？"他总是肯定地回复我"能"、"比你严重很多的都治好了"。他能这么肯定，一下子在我心中燃起了希望，虽然有点怀疑，但还是很期待，既然铁牛道长这么肯定，我就试试吧。

铁牛道长为我制定了3个月的疗程——泡清和浴、喝五谷茶和解毒茶。道长的治疗原理真是简单到质朴：泡清和浴出汗，喝五谷茶补充体内水分，喝解毒茶排毒，通过泡和喝改善身体内部循环，提升阳气，加速代谢，排出体内垃圾毒素，提高人体自愈力！我原本几乎是不出汗也不爱喝水的，甚至无知到把不喝水不上厕所看做一件美事。刚开始泡浴时，我不出汗，一喝水就尿频，不停地上厕所，但每日一次的清和浴会让我有全身皮肤舒畅之感，那些红肿的皮肤不再瘙痒难耐。我下了决心，一定要坚持照做，但愿自己的皮肤能恢复原样。慢慢地，我汗越出越多，也变得能喝水了，尿频也好了许多。到了泡澡的第二个月，我那些皮肤抓烂处都慢慢收敛变小了，而且不再冒出新的红疱来。到了疗程的最后一个月，我皮肤上的红疱不见了，皮肤也不痒了，虽然因为病史太长造成皮肤损坏严重而仍旧留有色素疤痕，但皮肤光滑平整了。不仅如此，3个月后的我，身体状况也明显改善，我自己感觉不再极易疲劳，脸色不再是以前的蜡黄灰暗，朋友评价我好像变年轻了，真是让我太开心了！

这3个月的疗程，就是泡泡汤，喝喝水，就把我已经绝望的皮肤病治好了，并且泡汤粉、五谷茶、解毒茶都是天然食物，没有一点儿副作用。这食物能量水怎么有这么强大的力量，能帮我调整全身的健康状态？这让我觉得好神奇。

我带着好奇，开始阅读铁牛道长已出版的书。我慢慢地了解了道医和道家文化的博大精深，学到了很多中医知识；知道了每个人先天元气的多少是与生俱来的，生命在于调息，长寿之道在于节制，阳气足才能百病除；知道了寒湿是百病之源；知道了我生病的原因是生活规律没遵循自然、长期无限制的劳累、身体中淤积的毒素导致元气耗损、肾气不足、经络不通、毒素无法排出；知道了养生从水开始，调理先从身体里的水环境开始；我明白了要医好自己的病就要改变不符合自然规律的生活习惯、生活习惯决定健康、损有余补不足、让身体的自愈力启动；等等。

于是我变成了铁牛道长的忠实粉丝。近半年来，我坚持每天喝3~5千克的五谷茶、坚持每周1~2次泡汤，坚持让自己的生活符合自然规律。认识我的人都很惊讶我的变化——脸色变得越来越好，身体也越来越轻盈。我的皮肤病，如今已经不再是我的苦恼。更重要的是，我的变化，也影响了我的家人，我老公——典型理工男思维——从旁观到疑惑再到信服，现在也坚持每周一泡了，我们全家都走上了道家自然养生之路。

我们都期盼着深爱的家人朋友一生平安健康；做父母的都期望儿女学会照顾自己；一个国家的繁荣也需要整个民族的健康与强壮。

铁牛道长的倾情力作，融汇着道家文化和道医精髓，定会让我们受益匪浅。道长的方法简单自然，推荐大家都读读，学学自然养生之道。照顾自己，造福家人，造福社会，是特有意义的一件事。于我而言，道长与他的医道，如一场春雨。希望对于所有人而言，他的书都如一场春雨。

是为序，是为感恩。

王 芳

2015年春节于深圳

【推荐序二】

道家自然养生，让我重获新生

退休之前，我一直在电视台从事电视节目制作、编导工作。干电视真的很辛苦！365天,每天的电视节目，都会准时准点播出，它绝不会因为你身体不舒服，就停播一次。赶上逢年过节,仿佛是被上紧了发条的钟表，起早贪黑紧张忙碌，连轴转的加班加点打拼节目。生活规律和节奏完全被打破。一年忙到头，我感觉自己总是在快马加鞭地追赶任务，活得实在是“变形”和“扭曲”。一晃儿，终于干到了退休，我的工龄已满40年。40年的打拼，就像一直在跟身体“拧”着劲儿，下场可想而知。

那时的我，每天蹲机房，在冷气里工作，手脚像冰一样凉。白天工作，浑身上下冒虚汗，怕冷、怕风、怕光、怕声……神经绷得紧紧的松弛不下来。夜晚来临，一宿宿地睡不了安稳觉，久而久之，郁闷、烦躁、抑郁如影相伴。去医院、看医生、做体检，也没发现什么特别明显的病灶，这大概就是比较严重的亚健康状态吧!

其实，在主编“深圳市民文化大讲堂”电视栏目的那几年，我有机会和天南地北的各路专家接触，当时真希望能碰上哪个高人，帮我摆脱身体的不适，重新轻松起来，恢复健康常态。为此，我还跟着民间养生高人学会了拉筋、拍打、吃生机饮食、穿远红外衣裤提升体温等奇方绝活，来调治自己。最终，身体都没什么起色。

2014年5月，先生因病住院，忙里忙外，我的身体愈加糟糕，血压才80多、50多，体温不足35℃，心跳缓慢，浑身无力。5月的深圳，天气已经很热了，我却不停地出冷汗、虚汗，每天要换十几套衣服，晚上搂着热水袋睡觉，也不能把自己温暖起来，那种心情，绝望又无奈。有一天，我甚至还跟女儿说："妈妈一点气力也没有,可能真的抗不过去了……"

最绝望的时候，热心的同事田媛，反复推荐我去找一个民间高人铁牛道长，抱着最后一线希望，我去见了铁牛道长。还记得那一天，带着两套需要更换的衣服，在朋友的搀扶下，终于踉踉跄跄地坐在了铁牛道长面前。望闻问切，干脆利落，铁牛道长一边讲述病情身况一边传授养生理念，说话的工夫，我的虚汗已浸透衣衫，虽然身上冷冷的，可是心却暖暖的，对自己的身体和生命有了点信心。

那次离开前，铁牛道长给我一包炒好的五谷养生茶，让我回家煮茶喝；一些道家清和汤粉，泡脚泡澡用；半斤固肾粉，早晚各冲一勺吃。我一直期待还有别的什么"灵丹妙药"，铁牛道长却轻描淡写地说，就这些，坚持做，一个星期后再去找他。虽然聊的过程中明白了点铁牛道长的自然养生法，可是我心里还是直犯嘀咕：这么简单的东西行不行啊?

虽然有忐忑有怀疑，可是每天还是认真照做，坚持了一个星期，身体状况确实有所改善，这让我很惊喜，尽管还是没力气，冷汗还是不停地出，但是比之前感觉舒服多了。再去见铁牛道长，不用人搀扶了，说话也有点儿劲了，他说你继续这样坚持，再加一条，就是每个星期吃三个猪肚，加上白人参、白胡椒、糯米，做成人参猪肚饭，喝汤、吃肉、吃饭。虽然我已年近花甲，可在家里，从没用猪肚做过菜，这回一吃，还真是香。

就这样，我跟随铁牛道长简单质朴、自然安全的养生方法走了下来。喝茶、泡脚、泡澡，吃猪肚，一项一项认认真真照做。一晃，半年多过去了，我的身体发生了极大变化，整个人清爽自在了许多，现在的我，虚汗已经成为历史，手脚温暖，精神焕发，不怕风吹、不怕空调了；血压正常了，体温也从35℃一点点升到了36℃以上。这让我懂得了，我的问题主要是寒湿所致，铁牛道长辨证施治，帮我祛除湿寒，极度的亚健康就转变成了健康状态。同时，我也明白了，体温原来是恢复健康的重要枢纽。体温的提升，其实是免疫力、抵抗力的提升。

在经历病痛并消灭病痛的过程中，我也更深刻地理解了，铁牛道长的自然养生之道，为什么这么管用。首先是抓住了根本，脾为后天之本，肾为先天之本，五谷养脾胃，泡脚升肾阳，食补养气血。另外还要注重清和通，提升体温，清除体内垃圾毒素，疏通身体经络管道。这正是要强调喝养生茶、泡清和汤、然后注意饮食睡眠的道理所在。这样，身体的内在环境干净了，自愈力提升了，身体自然恢复健康了。

养好身体、学到知识的同时，更让我开心的是，先生和女儿见证我“返老还童”的状态，也开始转变观念，自然养生了。亲戚朋友总是惊讶于我的改变，现在一个个都成了铁牛道长的粉丝。

用最简单的方法成就最健康的生活。希望看到《铁牛开讲啦》的你，也能受益匪浅，拥有健康。

王　萍

2015年2月9日匆匆于深圳寓所

【推荐序三】

医道魅力，令我弃文学养生

我很庆幸，能在还年轻的时候，开始学着珍惜身体热爱生命；我很幸运，能在最糟糕的时候，遇到改变我身体状况和生命状态的人。

我在深圳电视台工作了两年，没日没夜地加班，巨大的工作压力，让我的健康状况亮起了红灯。两年时间，我的体检报告从一切正常到湿疹、类风湿、乳腺增生、视力下降、白细胞严重减少。手脚冰凉、腰酸背痛、痛经便秘、懒得动弹，一个健康阳光的姑娘变成了一个痛苦抑郁的病人。

当时我首先想解决的是湿疹问题，因为它长在大腿和腹部，痛痒难忍，被我抓得鲜血淋淋。地塞米松霜、肤轻松软膏也擦了；苯海拉明、赛庚啶也吃了，刺心的瘙痒还是顽固存在。我向朋友诉苦，朋友推荐我找铁牛道长。

找到铁牛道长，聊了自然养生的理念，铁牛道长就让我喝养生茶、泡清和汤。我心想，这到底能行不？那天，熏熏泡泡，泡出了前所未有多的汗；吃吃喝喝，喝了前所未有多的茶。泡完最直观的感受是，脸红润了，湿疹不那么痒了。当天明显感觉有缓解，硬硬的湿疹有变小的迹象，痛痒也没那么激烈了。坚持了一个星期，顽固的湿疹就这么销声匿迹了。被我抓破的伤痕，铁牛道长让用蜂蜜涂一涂加快修复。还真是，现在我的皮肤正常如初，好像什么也没发生过。

在那一个星期里，我不仅感受着自己身体奇迹的变化，也在见证着一起调养的伙伴们的变化。大家在调养的过程中，彼此交流着养生心得，传授着养生方法。有时候还能聆听到铁牛道长讲解养生理念、医道知识，身心愉悦，不亦乐乎。

随着身体状况越来越好，我对祖国的传统养生和铁牛道长的“清调养”的养生理念产生了浓浓的兴趣，最终，我毅然决然地辞去电视台的工作，弃文学养生，拜铁牛道长为师，做了铁牛道长的助理。

用师父的话说，养生其实很简单，大道至简，道法自然，尊重自然规律，养成生活规律，吃喝拉撒睡，正常有序，切实实行，如此保持身体的阴阳平衡、健康舒适。就是这么简单的道理，可是世人往往追求复杂的方式，所以才越来越迷茫。

身心健康需要自己有智慧地去学习，修身养性需要自己有恒心地去坚持。师父将经验与心得汇集成书，希望更多的人认识生活之道，希望更多的人学会养护生命。养生从心开始，也从新开始。希望看到此书的您，能够像我一样，受益终生。

王飒飒

【自 序】

也许是命运的安排，从出生起，冥冥之中就注定我将与道、医结下不解之缘。

我出生在江西于都的一座破庙里，从小在山上长大，8岁那年的一次经历至今都让我铭记于心。

小时候的我比较调皮，颇有灵气，很受村里人的喜欢。有一天晚上，隔壁邻居阿姨给了我一些糯米糕，我一口气就把它吃完了，阿姨还慈祥地对我说："小铁牛，明天早上还有哈。"可是第二天早上我醒来时，没等来好吃的，却听到了邻居家里小孩的哭喊声，大人的呼唤声。母亲告诉我隔壁阿姨昨晚因病去世了。这是我第一次认识到什么是死亡。原来生命是这般脆弱，世事是这般无常。

从那时起，我便在心里暗下决心：一定要做神医，就像故事里那样，用两颗药丸就能把人救活。从此，我开始了拜师学医的征途。我先是跟着一位师傅上山采药，从路边的车前草、山涧的金钱草、溪边的鱼腥草开始，一种一种药物去认识，每种草药的生长环境、药物特点、药用部位、药效等。我听说哪里有郎中会治病，有什么奇方、妙方，都会前去讨教。我又跟着多位师傅学习了如何治病救人，历经十年风雨，不断积累着采药、制药、配药、治病的经验。18岁的时候，我便能对一些小病小痛独立开方调理，救治了许多病人。

后来参加了工作，工作之余我依然跟着师傅坚持学习，并反复阅读《黄帝内经》、《伤寒论》、《千金方》、《神农本草经》等书籍，在理论上得到了进一步提高，对道家、儒家等国学也都有涉猎，尤其感慨道家文化的博大精深。

越是实践，越是学习，就越会发现自己的不足，对知识的渴求也就越来越强烈。于是，我便到道观去修行。在山上修行的日子很清贫，但是也让我有更多的时间去学习和思考。

在山上修行的时候，我对道家文化、道家养生文化也有了更加深刻的理解。老子的思想，《道德经》的博大精深真可谓字字珠玑、句句经典，道家养生文化遵循“人法地、地法天、天法道、道法自然”的调养规律及“大道至简、大道至易”的原则，讲究“天人合一”，道家养生文化中的贵生观、元气论、天人观、人体观、形神观深深影响了我。在此阶段，我开始逐步悟到以养代治才能最终解决健康问题，养生应与生活融为一体，去药取食、药食同源才会更为安全、有效、稳定。这些领悟形成了铁牛道医养生的雏形，对以后铁牛道医养生系统的成型产生了至关重要的影响。

随着对道医的认识和提升，对道家养生的领悟，并进一步学习了国内外对水与疾病、健康、长寿关系的阐述之后，我开始尝试把水、温度、能量引入铁牛道医养生体系。

众所周知，人体70%以上是由水组成的，身体的健康都离不开水，水是生命的载体、生命的源泉、生命的核心。我不断思考、研究、实践，最终以水为载体，以食物代替药物，研发了“水疗粉”，通过“水”和“泡”的方法来改变身体的寒、湿、淤、堵的状况。

经过若干年的实践和总结，上万个病人实际调理的案例，进一步验证了道医养生“水”和“泡”的强大疗效，逐步完善了“水疗粉”配方，形成了现有铁牛道医养生系统中的基础疗养方法——“清和浴”和“清和足”。通过“清和浴”和“清和足”改变人身体中水的质量，从而改善身体内整体环境，养内美外，让身体更加有序、平衡、健康，让身体恢复自愈力，始终处于最佳状态。

我不断研发和推出了一系列新的配套产品，其中包括五谷养生茶、升阳粉、调脾糊、花果玉液等，并不断完善，最终形成了铁牛道医养生系统的产品体系。

铁牛道医养生系统药食同源产品体系包括：

水疗粉：水疗粉中携带食物能量，源源不断地从皮肤渗透，随着周身阳气的启动，人体体温升高，身体深层的阴寒之气被驱散，身体中存留的黏液、垃圾、毒素一排而出。

五谷养生茶：取自五谷杂粮，富含丰富的维生素，极易被人体细胞充分吸收、转换，调理身体酸碱平衡。

升阳粉：提升阳气，培元固本，增强气血能量。

调脾糊：调理脾胃功能，促进吸收运化。

花果玉液：纯水果酵素，软化血管，调理脾胃，促进运化，改善睡眠。

铁牛道医药食同源产品体系的所有产品均重在补充人体能量，恢复人体自愈力，并对人体进行双向调理，使人体达到气血平和、阴阳平衡。该系统通过吃、喝、泡、饮、熏、洗、敷、擦的方式，使身体排出入侵的各种风、寒、暑、湿、燥、热、火等外邪之物，以达到清体、温经通络、提升阳气、补充肾水、调理脾胃、促进代谢、改善内循环之功效，从而提升身体自愈能力，恢复身体自我修复功能，让大病变小病，小病变没病，最终平和、健康、快乐地活到天年。

我们在使用铁牛道医养生系统药食同源产品体系系列产品进行调养的过程中，发现一些调理人群的病会好一段时间后再度发作或反复发作，这也提示我们光有好的产品，只能调养一时，不能保证疗效一世，这个过程中还需要其他的来补充：调养人本身的配合、人们拥有的正确养生知识、人的性格等等。所以一个好的养生方法，不光有产品就足够了，还要加入文化、修养等等。因此在药食同源产品体系的基础上，铁牛道医养生系统逐渐成熟，又发展出四大体系：文化体系、清调养体系、动静体系、观心体系。

铁牛道医养生系统秉承道家养生理论，不仅用产品体系去补养身体，还强调在养生过程的同时，以调理身心健康为出发点，养生同时养心，注重人体整体功能的调节，注重人体的阴阳平衡。

历经五十多年的学习、研究、实践、改进，最终形成的铁牛道医养生系统，具备了普及性、安全性、有效性、可持续性的特点。迄今为止，随着该系统的不断推广，已经有数万人从中收获了健康。而我们也将继续传承和弘扬祖国传统医学，并将其发展、应用、服务于更多的老百姓，让更多人受益。

铁牛

2016年9月19日

【目录】

1 “四高”的问题，关键在于清除血液垃圾

2 调理肝病，三分治七分养

3 远离胃肠疾病的烦恼

4 保护好“娇嫩”的器官——肺

5 肾脏健康，则身体强壮

6 女人不生病的秘密

7 疑难病症的调理

8　各类杂症的调理

1

“四高”的问题，关键在于清除血液垃圾

出奇制胜降服心脏病

每个心脏病患者身上都常备一种药——速效救心丸，这是发病时用来救命的药。我不否认这种药物的作用，但这并不是上上策，治疗心脏病的关键应该是长期、有效的调理。

常常从报纸、电视上看到这样的报道，某某董事长、某某企业家突发心脏病去世，而且年纪都在四五十岁左右。这么有才华的人，这么早离世，真的令人惋惜！所以，我奉劝那些拼命工作的人，要劳逸结合，善待生命，还有就是不可讳疾忌医。

十年前，我的一个朋友，某公司董事长请我吃饭。席间，我对他说，你要小心，你心脏可能要出问题。董事长哈哈大笑："我定期到医院做体检，医生说我的身体比牛还壮，不会有问题的。"去年，这位朋友因心脏病突发，离世了。发病前，他感觉心口发闷，就自己开车到医院去检查，做了心电图，一切正常，医生让他回家休息。结果，他还没到家，就倒下了。

大概在两年前，从广州来了一对夫妇，丈夫带妻子来找我。妻子说："有两个病困扰了我多年，一是我背上的湿疹，奇痒无比，这么多年，总反复发作；二是我经常胸闷，心律不齐，老感觉累，每天都要吃治疗心脏病的药物。"

我仔细观察坐在我面前的妇女，眼睛混浊，身体很胖，看起来很疲惫，于是，我半开玩笑地说："你是不是不爱锻炼身体，你看都超重了？""我哪有精神锻炼啊，吃了饭就想睡觉，可我并不胖啊。"不胖？她的回答出乎我的意料，我用手一按，是虚的！结合她的情况，我用如下方法给她进行调理：

1.每天要泡脚，一个月后每隔一天泡脚（见泡脚方），喝排毒茶，每天5~6杯。

2.用陈醋泡黑木耳，泡了之后，一片一片地吃，还有用带红皮的花生泡醋吃，每天吃10~20粒。

3.食用护心粉。用丹参、田七、花旗参，均量，打成粉，每天早、中、晚各2克，十天以后早、中各2克，一个月后早上2克即可。

最后，我告诉她，求医不如求己，光指望医生不行，还得靠自己，改掉不良习惯。她是湖南人，平时喜欢吃辣，也能喝白酒，还喜欢喝浓茶，这些习惯都必须改正。

她和丈夫回去后，按照我的方法坚持了一个月，就有了明显疗效。她打电话告诉我，湿疹好了；服用一个星期的护心粉之后，心脏病就有了明显改善。现在精神多了，胸不闷了，睡觉香了，治疗心脏病的药物也不吃了。再后来，大概两年的时间里，她只犯过一两次心脏病，是因为与老公吵架引发的。

几个月前，她还特地来看我，我几乎都认不出她了，换了一个人似的，脸色红润，眼睛炯炯有神，满面春风，她说单位组织爬广州的白云山比赛，她还拿了第三名呢。

虽说心脏病是非常凶险的疾病，但只要你重视它，好好调理，它就会被驯服，否则，它就会凌驾于你的头上，作威作福。任何一种疾病，哪怕是最凶险的疾病，只要找到了病根，都有治愈的可能。

就拿心脏病来说，发病的原因主要有两点：一来源于血液的淤堵，原因有寒湿、酸性垃圾，从而造成心脏负担过重。在这个妇女的病历中，湿疹和水肿就是体液、血管中的垃圾过多的表象；二是气血虚弱，心肾相交之气不足，心脏的运转缺乏能量，也是胸闷、心绞痛的一个主要原因。

心脏病患者的调整和保养，从两方面进行：先用泡脚方，喝养生茶、排毒茶的方法，促进排汗、排毒，以增强运化，排出体内寒湿，把血管中淤塞之处打通。然后，用丹参、田七、花旗参来调养气血，目的是增强心脏动力。

【求医录】

患者问：

我前段时间一个亲人去世，很伤心，最近一直心脏疼痛，有什么好的方法么？

铁牛老师答：

可以用猪心汤调解心气，猪心一个，加一些生姜、胡椒、枸杞，炖汤。喝汤吃肉，一周1~2次。对于受伤、生气、悲伤过度的人，都可以用此法调解心气。

患者问：

您再给我们讲一讲心脏的其他症状，怎么用食物来调理吧。

铁牛老师答：

对于心律不齐、冠心病，可以用黄芪、枸杞，或者黄芪和丹参泡茶喝。

对于心慌、心悸、心动过快，可以常用柿饼去蒂、去籽用香油炸熟吃；也可以用苦瓜干、枸杞、白菊花泡茶喝，平时可以常常拍打膻中穴等。

降“四高”的“健康套餐”

吃糠咽菜已经成为历史，人们的生活水平提高了，这是好事。但富贵病也接踵而至。关于“四高”的危害，大家并不陌生，那么如何远离“四高”呢？一句话，树立健康的生活方式最关键。

“四高”是指高血压、高血糖、高血脂、高尿酸。这“四高”都是身体里的血液遭到了不同程度的污染所致。下面我来逐一介绍这“四高”。

1.高血压

高血压患者往往会因血管壁弹性太差，或血管通道淤堵，使心脏负荷加大。高血压的调理应遵循以下原则：

第一，清理垃圾，将血液中和血管壁上凝固的垃圾和脂肪慢慢化解掉。

第二，升腾肾气，让心脏更加平和地来工作——心脏工作需要依靠肾的元气供应，肾气升腾不起来，就会城门失火，殃及池鱼，使心脏的工作受到影响。

第三，增加血管壁的弹性，提升人体对高低血压变化的耐受力。

如果血液干净了，心脏工作有力度了，血管弹性增大了，就不会有高血压的情况了，自然脑出血、心肌梗死的患者就少了。

2.高血糖

如今，糖尿病呈现年轻化的趋势，大家应该提高警惕。糖尿病通常是由于高血糖引起的。对于糖尿病，我通常采取如下方法调理：

第一，忌口。关于糖尿病患者的饮食，很多专业的书籍都有讲解，这里不再重复。

第二，运动。每天早、晚散散步，多做一些柔和的运动。

第三，多泡脚、喝水。可以用香蕉皮、姜苗煮水泡脚，大量出汗，同时大量补水。

第四，食物调理。平时用玉米须、白萝卜煮水当茶喝。每周两次猪脾脏炖汤喝，有助于修复脾脏。还可以常用山药、胡萝卜、番茄煮汤喝，增强脾胃功能。另外桑叶也不错，具有升肝津和清肝的作用，中医讲肝藏血，肝脏功能恢复了，对糖尿病的改善也是有帮助的。

据我多年调理患者的实践观察，通常患者坚持做1~2个月，情况就能得到很大改善。

3.高血脂

高血脂是指血液中脂肪太多，调理原则是清除血液中的脂肪，可以从三个方面入手：

第一，忌口。停止大吃大喝，坚持低脂饮食，不吃动物油脂，一天不超过一个鸡蛋，不吃动物内脏，多吃蔬菜水果。

第二，食物调理。经常用陈醋加黑木耳泡来吃，或用花生米泡陈醋72小时，每天三餐吃几个花生米、25克陈醋。还可以用冬瓜皮来煮水吃，有助于利尿。

第三，平时多泡脚、多喝水（见道家暖足方、道家清和浴），大量排汗，同时大量补水（养生茶），打通全身的淤塞，去脂效果才能理想。

通常按照上述的方法，半个月后就能得到明显改善。

4.高尿酸

高尿酸就是身体中的酸性物质超标，西医也叫嘌呤高。尿酸高会引发痛风。一般调理方法有以下几点：

第一，忌口。高蛋白、高热能的食物，比如啤酒、龙骨汤、海鲜都是不能吃的，因为它们会产生大量酸性的垃圾，患者体液的酸性程度已经在临界点上，再吃就会引发痛风。

第二，用白萝卜和萝卜苗煮水，随量饮用，对于缓解痛风引起的疼痛效果明显。

第三，多喝水。常喝“养生茶”也能降尿酸，因为“养生茶”本身就是弱碱性的，能够中和身体里的酸性。

【求医录】

患者问：

人们常说尿酸高的人不能喝啤酒，为什么呢？

铁牛老师答：

因为啤酒是小麦酿制的，在酿成的过程中容易产生酸性物质。在中医来讲啤酒中的寒湿之气很重，容易造成寒淤、肥胖。

降血压不能单靠药物，应该多方面调整自己的生活

患上高血压，就如同头上悬着一把刀，随时都有可能引发心血管疾病，威胁生命。为了降压，有些人把药当饭吃，结果悬在头上的刀还是落了下来，这是因为降血压不能单靠药物，更应该多方面调理自己的生活。

高血压是引发脑出血、脑血栓、心肌梗死的罪魁祸首。控制好血压，就能在一定程度上防止脑出血、脑血栓、心肌梗死的发生。“稳住血压，才能稳住健康”。通常我会给高血压患者以下建议：

第一，就是忌口。肥腻、过咸、刺激性、高蛋白、高脂肪、高热能的食物尽量少吃，肉类食物占日常饮食的一二成即可。

第二，良好的饮食习惯，平时要多喝水（养生茶），多吃水果，最好每天用胡萝卜、苹果、芹菜榨成汁来饮用，既能降压又能滋养肾津。

第三，好好利用降压的食物，比如用玉米须和冬瓜皮泡茶喝，也可以喝排毒茶，还要常吃醋泡花生、醋泡黑木耳。

第四，保持良好的心理状态，情绪稳定。因为情绪的波动也会导致血压出现高低变化，变化越快出现危险的可能性越大，严重的还可能引发脑出血。

坚持以上四点，一般经过两个月的调理，高血压就能得到一定的改善；三个月左右，吃药的患者可以逐步减半，并能将血压维持在很稳定的状态。

可能很多人不太明白，为什么采用以上方法，就能稳定住血压呢？你可别小看这些方法，里面是有奥秘的，下面我就给大家详细讲一讲。

喝养生茶是为了促进脾胃运化；排毒茶能提升身体对垃圾的排泄能力，清除血液和血管壁上凝固的垃圾和脂肪；醋能软化血管，增加血管壁弹性，提升人体对高低血压变化的耐受力；芹菜汁有明显降压作用；胡萝卜、苹果可以滋养肾津。

我还提到要保持心气平和，这是因为心脏工作的能量依靠肾的元气供应，也就是中医里提到的心肾相交。如果肾气升腾不起来，就会影响心脏的工作，这叫“心肾不交”。有些人到医院检查，医生说心脏没问题，可患者就是不舒服，晚上睡觉心脏有重压感，很难受，就是肾气升腾不好，“心肾不交”所致。

【求医录】

患者问：

我有高血压，医生说我可能有脑出血的危险，有没有什么方法可以降低这种风险呢?

铁牛老师答：

常吃香椿炒鸭蛋，就可以降低脑出血的发病概率，也可以把香椿晒干，泡茶喝。控制血压的话，可以用柿子叶煮水喝。

你还可以每天用冬瓜皮、玉米须、芹菜根（叶）各50克，再放1.5~2.5升水，煮20~30分钟，都是很好的降压、降血脂的方法；或者每天用两个苹果、一个胡萝卜、芹菜250克榨汁，快的7天、慢的21天就能达到降压效果。

“三高”调理重在疏通

血管里垃圾太多，会影响血液的流动，就如同河道淤塞一样。只有通过有效的疏通，才能清除血液中的垃圾，增加心血管的弹性，软化血管，增强人体的运化功能。

说到“三高”，很多人都不会陌生，它是指高血压、高血糖、高血脂。近年来，随着人们生活水平的提高，“三高”患者的人数与日俱增。2007年，北京市统计发现，糖尿病患者的人数比十年前增加了三倍。

“三高”是心血管疾病的罪魁祸首，对人类健康的危害不言而喻，更糟糕的是，“三高”狼狈为奸，一旦有一高，往往会发展为两高、“三高”，还有四高（高尿酸）。

目前，医院治疗“三高”常用的处理方法就是“降”！降压、降糖、降脂，通过用强烈的、刚烈的、抑制性的方法压住“三高”，这种方法就好比是古人治水，总是与之对抗，结果只能是治标不治本，达不到很好的效果。“三高”

的调理，也应该向大禹学习，疏导为上，从根源上来处理。

我处理“三高”的原则是：通畅血液、清除垃圾，增强心血管的弹性，软化血管，增强人体的运化功能。只要把身体内这些垃圾清除掉了，血液系统通畅了，血管壁的垃圾少了，弹性足了，“三高”自然就被降服了。下面给大家介绍一些简单有效的方子：

1.泡脚运化方

主要材料：生姜或姜苗、橘子皮、香蕉皮、苹果皮。

制作方法：将水烧开，加入上述材料，均量，煮10分钟。泡桶水，先蒸再泡，膝盖盖上毯子保温，尽量让身体大量流汗，同时大量补水，最好是大量饮用养生茶。

功效：每天泡脚半小时到一小时，同时大量喝水，能够促进全身运化，加强排汗，排出体液中的垃圾，坚持一段时间，健康状况会慢慢有所改善。

性能：简单方便，适用于所有人，对于体液污染造成的各种疾病都有较好疗效。

2.养生茶方

主要材料：糙米（60%）、大麦（15%）、黑米(15%）、枸杞（10%）。

制作方法：糙米、大麦、黑米用文火炒10~15分钟，把其中的水分逼出，听到“噼啪”的声响起锅，放入枸杞，做成养生茶储存。饮用前，用8倍的水先煮沸，倒入养生茶，中火煮12~15分钟（其中的米粒不要破裂），然后关火，封盖5分钟。过滤，倒入暖水瓶存储，一天喝数升为佳。

功效：促进脾胃吸收和运化，加强肠胃功能。

性能：简单方便，适用于所有人，可以代替平时的茶饮，长期服用。

俗话说，求医不如求己，要想远离“三高”，除了按照上面介绍的方法进行调理外，也应发挥主观能动性。众所周知，“三高”的发病原因除了遗传因素，还与不良的饮食习惯、睡眠习惯以及生活习惯密切相关，比如抽烟、喝酒、爱吃油腻食品、不爱运动等等。随着人们生活水平的提高，人们身体普遍处于营养过剩的状态。所以，防治“三高”，首先要管住嘴，少摄入高蛋白、高脂肪、高能量、高盐、高糖、高油的东西，日常可以经常喝玉米须、茅根、冬瓜皮等做的排毒茶。其次就是迈开腿，尤其是肥胖者更应该少坐多动，此外，还应养成良好的睡眠习惯。

总之，只有多管齐下，才能远离“三高”！

【求医录】

患者问：

“三高”与肥胖有关系吗？

铁牛老师答：

是的，特别是“苹果形肥胖”人群是高血压、高血脂、高血糖高危人群，心脏病、猝死等发生率也明显高于正常人群。

喝水是调理高血脂的好方法

血液在血管内流动，就像是河水，流速越快，沉淀越少；反之，流速越慢，沉淀越多。沉淀一多，高血脂的问题就来了。调理这两种疾病，多喝水是最简单也是最有效的方法。

我虽然研究的是中医和道家养生法，但并不排斥西医，西医在检测手段、急救和病毒的处理方面，确实有中医无法比拟的地方。

在深圳的时候，我会偶尔到医院做一些常规检查。我本人应该算是一个胖人，医生说像我这样的人，一般都会有高血脂，但我的血液指标却非常正常。这个检测结果令医生们都很惊讶，问我是不是不吃肉，我半开玩笑地说，我很能吃肉，因为道士是不需要禁肉的，为什么不吃呢？医生们觉得更不可思议了。

起初，我也很纳闷，后来仔细思考一番后，我认为这可能与我长期喝排毒茶有关。排毒茶里面有鱼腥草、玉米须、冬瓜皮，这些都有降血脂的作用。另外，我每顿饭必须有汤，每天早上必须喝一大杯白开水。

我曾经给一些高血脂的人做过调理，总的调理原则就是清除血液中的脂肪，具体可以从三个方面入手：

第一，忌口。停止大吃大喝，坚持低脂饮食，不吃动物油，不吃动物内脏，多吃蔬菜水果。

第二，采用食物进行调理。经常用陈醋泡黑木耳吃，或者用陈醋泡花生米72小时，每天三餐吃几颗花生米、25克陈醋，还可以用冬瓜皮来煮水喝，加快利尿。

第三，多泡脚，多泡澡，具体方法可见“泡脚方”、“道家暖足方”、“道家清和浴”，大量排汗，同时大量补水，打通全身的淤塞，有助于去脂。

第四，多喝水，每天必须喝两大杯以上的水，吃饭必有汤，喝水可以是“养生茶”、“排毒茶”或者是白开水。

坚持以上的调理方法，一般半个月后，就会有明显的改善。

看了以上的调理方法，可能有人会有这样的疑问：喝水也能治病？不错，美国有个F·巴特曼博士，写了本书叫

《水是最好的药》。他研究发现，胆固醇并不是我们认为的那样，一无是处，它也是有用的，是人身体中保持细胞水平衡的物质。

如果你长期不喝水，就会在血管壁上产生胆固醇，阻止身体细胞中的水流失。当然，如果你身体中的水分充足了，胆固醇就没有存在的意义了，身体的自我调理机制会自然让血液中的胆固醇变少。简而言之就是，人不喝水，血液里就会堆积胆固醇；喝足够的水，就会降低胆固醇。所以说，这喝水当然是调理高胆固醇的好方法。

说到喝水，我想提醒大家的是，千万不要等到口渴了再去喝水。感觉口渴了，就说明你的身体已经处于脱水的状态了，血液中的胆固醇已经开始堆积了。

【求医录】

患者问：

我有高血压、高血脂，您有没有什么办法调理？

铁牛老师答：

平时可多吃山药汤、红薯汤等粗粮。在农村里可以用向日葵盘煮水当茶喝，或用鱼腥草、夏枯草当茶喝，效果也都很好。附录一中的“醋泡木耳”、“醋泡花生”、“醋泡姜”、“玉米须降压方”、“苹果降压方”、“白芝麻拌芹菜”降压、降血脂、清理血管效果好。

脾胃调养好了，糖尿病不再可怕

糖尿病被称为“沉默的杀手”，因为在发病初期，它一般不会对人体造成明显的伤害，它的伪装使人们放松了警惕，直到并发症发生之时，人们才恍然大悟，原来它是洪水猛兽。

糖尿病是血液中的葡萄糖堆积过多产生的疾病。之所以会这样，是因为脾的功能出现了问题。脾的作用是平衡肠胃运化。现代社会糖尿病的发病率之高，与人们的饮食习惯密切相关，比如喜吃肥腻、过甜、过咸、过酸、过刺激的食物，导致脾的平衡运化功能失衡，食物不能充分地转化，糖分直接进入血液中所致。

在西方国家，人们把糖尿病称为“沉默的杀手”，因为糖尿病本身并不可怕，可怕的是并发症，发展为足病（足部坏疽、截肢）、肾病（肾衰竭、尿毒症）、眼病（模糊不清、失明）、脑病（脑血管病变）、心脏病、皮肤病等，这些才是导致糖尿病患者死亡的主要因素。

目前，医院里治疗糖尿病的方法主要以服用药物降糖、打胰岛素为主。打胰岛素的作用是通过外部胰岛素代替胰脏自己分泌的胰岛素，其后果是造成脾的功能逐步退化，就像吸食鸦片一样，这辈子就离不开胰岛素了。所以，我建议糖尿病患者在采取药物治疗的同时，也要坚持采用食物调理法，慢慢恢复脾胃的功能。

我曾经调理过一位糖尿病患者，是位中年男性。他三十岁的时候就患上了糖尿病，得病之后，他并没有觉得身体有多么不舒服，便依然我行我素。后来，病情越来越严重，身体肥胖，走路乏力，经常冒虚汗，身上长了许多皮疹，性功能也受到一定影响，他这才意识到问题的严重性。

我对他说：“你这是拿自己的生命开玩笑，如果你依然继续以前的生活习惯，调理也无济于事。”这位中年人追悔莫及，我结合他的具体情况，制定了一套调理方案。

首先，改变原有的陋习。禁烟酒；少鱼肉，饭吃七分饱，少吃多餐；不熬夜，准时就寝；早晚散步。

其次，多泡脚。大量发汗的同时补足水分（采用养生茶），这对净化血液、降低血糖浓度有一定的帮助。

再次，采用食物调理法，这点共包括以下几个方面：

1.多吃五谷杂粮做成的茶（养生茶），增进运化，滋养脾胃。

2.经常炖山药（淮山）汤喝，山药对调理脾胃的效果明显。

3.常用玉米须、绿豆、冬瓜皮煮水当茶喝，利尿解毒。

4.每两周可以用猪脾脏煮汤喝。

经过两个月的调理之后，这位患者的情况有了明显的改善，空腹血糖值从13.2降到7.5，接近正常值，精神状态也明显好多了。见有了成效，我鼓励他继续坚持，警惕出现反弹情况。他说，有了上次的教训，他再也不敢对自己的身体大意了。

【求医录】

患者问：

糖尿病患者是不是不能吃糖呢?

铁牛老师答：

不是的，糖是人体生命不可缺少的营养物质，是提供人体活动，尤其是脑力劳动所需热量的优质燃料。如果身体缺糖，会导致低血糖，同样是危险的。所以，糖尿病的饮食控制关键在于合理，而不是只限制进食含糖食物。

患者问：

我得了糖尿病还在打胰岛素，我应该吃些什么东西好?

铁牛老师答：

用玉米须和猪脾煮汤，或者用玉米须和绿豆煮汤喝。再推荐一个糖尿病患者的佐餐，用冬瓜、南瓜、胡萝卜、淮山各250克，加上粳米100克煮粥喝，效果很明显，每日一次可降糖。

患者问：

我得的是糖尿病，我平时没太多时间，您给我一个最最简单的方法吧。

铁牛老师答：

你就第一天用甘草煮水，第二天用绿豆煮水，连喝两个月；或者用山药汤和南瓜汤，隔天交替饮用两个月；再或者用菠菜、芹菜、胡萝卜煮水，苦瓜干、白菊花泡茶，隔天交替饮用两个月。选以上任一套方法，都可以有很好的疗效。

白萝卜叶煮水，让痛风不再痛

痛风会引起关节剧烈疼痛，让患者痛不欲生，但这并不是对人体的最大危害。如果长期得不到有效治疗，还会波及肝脏和肾脏两个解毒器官，这才是最要命的。所以，当痛风发生时，我们就应该及时治疗，控制病情的发展。

痛风又称“高尿酸血症”，嘌呤代谢障碍。对于发病的原因，中西医有着不同的理解。西医认为，痛风是体内酸性物质过多，侵蚀身体的正常机能所致。有些人喝了啤酒、龙骨汤、海鲜之后，痛风马上发作，这是因为身体中的酸性到了临界点。

而中医则认为，痛风是身体受了邪，风、寒、湿三气杂至，侵袭机体，痹阻经络，气血运行不畅，淤塞关节，从而造成肢体、关节（手指、脚趾）疼痛。

痛风会引起关节剧烈疼痛，让患者痛不欲生，但这并不是对人体的最大危害。如果长期得不到有效治疗，还会波及肝脏和肾脏两个解毒器官，这才是最要命的。所以，当痛风发生时，我们就应该及时治疗，控制病情的发展。

我曾经调理过一些痛风患者，有些患者痛得路都走不了，经过一段时间的调理后，病情得到了有效的控制。通常我会建议患者采用以下方法进行调理：

第一，就是忌口，少吃动物类内脏，如脑、肝、肾、心、肚；少吃海产类，如沙丁鱼、仓鱼、鲱鱼、带子、海参、蚝、虾米、鱼皮、鱼卵，以及鹅肉、野生动物、啤酒等。多吃水果、蔬菜等碱性食品。

第二，因痛风引起疼痛，可用白萝卜、萝卜叶煮水喝，既有助于降尿酸，又能缓解疼痛。这个方子用料便宜，操作简单，而且效果明显，患者不妨尝试一下。

第三，采用“道家暖足方”和“泡脚方”，大量发汗，发汗的同时补水，以打通身体中的淤堵，解决体液中尿酸高的问题。

第四，多喝“养生茶”，这是用五谷杂粮所制，具有弱碱性，滋养脾胃，极易被身体吸收。也可以喝一些“排毒茶”，有助于排出身体中的酸性毒素。

【求医录】

患者问：

听说痛风是饮食不当引起的，可为什么天气变化的时候，我的病情也会加重呢？

铁牛老师答：

饮食不当只是引发痛风的一个重要方面，除此之外，天气变化如温度、气压突变等也是诱发痛风的因素。

患者问：

我去医院检测，血液各项指标都很好，就是嘌呤偏高，能解决么？

铁牛老师答：

你就用鲜萝卜叶、鲜灯心草各150克，放水1500~2500克，煮20~30分钟，当茶连喝3天，就能有所改善。

中风不要怕，食物调理有奇效

中风，使患者生活无法自理，而且此病容易反复发作，一旦再次发作，往往是凶多吉少。远离中风的伤害，切断致病的根源是关键，其核心就是疏通气血。

脑出血与脑梗死均可引起中风。

1.脑出血

我有一个同学的父亲因脑出血而偏瘫，生活无法自理。那天，同学带他父亲来找我，问我有没有解决方法。其实，对于这样的患者来说，不是急于恢复生理机能，核心应是先稳血压，扶住阳气，而后通过缓慢运动恢复机能。结合老人的情况，我制定了一套调理方案：

第一，远离大鱼大肉，过咸的、刺激性食物，戒掉酒、烟、茶，参照调理“三高”的方法降血压。

第二，经常用姜苗、柚子叶、枫树叶、樟树叶煮水泡脚，先蒸后泡，争取出一身大汗，并喝排毒茶、养生茶，以补充水分，还要常用柚子叶煮水洗头。

第三，建议老人在家人的帮助下常散步，不要在轮椅上久坐，不要急，循序渐进。

第四，根据老人手能动的特点，教给他一套简单的保健操：端坐，全身放松，调息，放松身心。然后手常搓，耳常捻，没事眨一眨眼睛，脚也要搓，双手搓搓肾（两腰）。

第五，经常煲山药汤喝，促进脾胃功能，固住身体阳气，常吃应季水果，滋养肾元。

坚持一年左右的时间，这位老人基本可以丢掉轮椅，不用拄拐了。在此我想提醒一下脑出血的患者，一定要注意保养，改变不良的生活习惯，否则很容易复发。一旦复发，往往是凶多吉少。

2.脑梗死

我的一个朋友曾带他们公司的董事长来我这里做调理。此人50多岁，一天早晨刷牙的时候，他突然感觉嘴歪了，口水不自觉地流了出来，半个小时后有所好转。过了几天又发生了同样的情况。于是，他赶紧去了医院，检查发现他的脑部有一个部位梗阻了。

我仔细观察坐在面前的这个人：红光满面，这是一种红光外泄的现象。据此我判断他应该有“三高”症状，通常这种情况会有三个后果：脑梗死、脑出血、心肌梗死。从他的脉象来看，发生脑出血的可能性不大，主要是防止出现心、脑梗，从他手部水肿的情况可以看出他的心脏负担较重。

当我把情况跟他讲了之后，他有些纳闷：“医院监测说我的心脏各项指标都很好，就是我晚上睡觉的时候，觉得胸闷，有压迫感，但医生说我没问题。”我跟他解释说，这应该是心肾不交之症，如果肾的元津不足，就是肾气上不来，没有能量支撑心脏的运转，情况会很危险。他说有个中医让他服用六味地黄丸补补气血，吃了之后，没有明显的效果。这是很多医生容易犯的通病，心脏不好，就补气血，殊不知，找不到根源，补这个东西反而会损伤肾气。

针对这个人的情况，我建议他采取如下方法进行调理：

第一，肥腻的东西少沾，海产品少吃。

第二，喝排毒茶，排出血液中、体液中的垃圾；喝养生茶，运化脾胃，滋养肾气。

第三，陈醋泡花生，每天20粒；陈醋泡木耳，干木耳泡在陈醋里，每天7片，用来软化血管和清除血液中的垃圾。

第四，用姜苗、柚子叶、枫树叶、樟树叶煮水洗脚或者泡澡，疏通身体中的淤塞部位。

第五，和脑淤血的方法一样，用山药汤、水果汁滋养肾津。

4个月后，他再来找我，说情况明显好转了，嘴巴不歪了，血压也降下来了，感觉心脏压力也减轻了不少。

说了这么多，看似复杂，其实，脑梗死的调理方法很简单，可以概括为：梳理疏导（黑木耳）、软化血管（醋）、促进血液循环、帮助代谢（姜苗、柚子叶等洗脚），通过山药汤、水果汁固住阳气。

3.中风的急救处理

一次旅游，我在山脚下遇到这么一位患者：突然倒地，口吐白沫，面色惨白，脸上的青筋暴起。我赶紧找了一个植物的刺，刺破他的手指放血，这位患者很快缓解过来。他说他有高血压，如果不及时放血，会有生命危险。

脑出血的发病突然，情况危急，如果不及时采取措施，后果不堪设想。可是面对突然的情况，多数人往往会不知所措。这里我跟大家讲讲脑出血患者的急救：不要去移动他，让患者平卧，头部垫高一个枕头，等救护车来之前，要十宣放血。十宣放血就是给十个手指头的端部放血，或者大脚趾端放血，用以降血压。

当然，如果能在发病之前发现端倪，那是最好的。其实，无论是脑出血还是脑梗死发病之前，都有报警信号。通常脑出血发作之前，会出现情绪不好、睡眠不好、心理压力过大、血压不稳定、头胀等症状。脑梗死发病之前，也会有头晕、头胀、麻木的前兆，发现这些症状之后，就要及时去医院检查。

【求医录】

患者问：

中风患者大量喝水好吗?

铁牛老师答：

这是必需的，中风主要是因为血液中垃圾太多，血液不畅所致，大量喝水，血液才能干净，血液干净了，问题就解决了。当然喝的如果是养生茶、排毒茶，效果更好。

患者问：

治疗血管硬化有什么好方法吗？

铁牛老师答：

取白木耳、黑木耳各15克，用冷水泡发洗净，放小碗内，加水和冰糖适量，将碗置蒸锅内，蒸一小时，分几次吃木耳饮汤，每日2~3次，连服2~3个月，用其治疗老年人血管硬化、高血压和眼底出血等症，效果显著。

2

调理肝病，三分治七分养

肝病的发生不是一朝一夕的事情

中医讲“肝为罢极之本”，这说明肝病的发生不是一朝一夕的事情，是多年不良生活习惯的积累。肝病的调理也是一个缓慢的过程，调理的根本原则就是以养为主，三分治七分养。

《黄帝内经》中说：“肝是四肢的根本，藏魂之所在。”肝脏是人体重要的解毒器官，犹如一个“化工厂”，各种毒素经过“化工厂”的一系列化学反应后，才能变成无毒或低毒物质。解毒只是肝脏的基本功能之一，除此之外，肝脏还具有造血、分泌胆汁和促进运化等功能。

如果人们不注意保养肝脏，让它长期处于超负荷运转状态，肝脏就会像机器一样，终将有报废的一天。近年来，肝病的发病率呈现上升的趋势，就与肝脏的过度疲劳有着直接的关系，比如生活不规律、长期熬夜、性生活无度等。

另外，食物的污染（过多的农药、添加剂、防腐剂）、大气污染，使肝脏长期处于“重度污染”之中，一旦肝脏的解毒能力下降，积聚在身体里的毒素就会危害健康。酗酒引发的酒精中毒，对肝脏就是一个不小的危害。

肝脏是五脏之一，但它与心脏、胃肠等器官不太一样，它是个“沉默的器官”，任劳任怨，即使生了病，除非已到了非常严重的地步，否则并不会让我们感觉到疼痛，所以说，肝脏是个迟钝、忍耐力很大、韧性很强的器官，但也因为这样，人们很容易在不知不觉中操劳过度，伤害到它。

中医讲“肝为罢极之本”，这说明肝病的发生不是一朝一夕的事情，是多年不良生活习惯的积累。所以，肝病的调理也是一个缓慢的过程，调理的根本原则就是以养为主，三分治七分养。这个看似简单的调理，实际上难度却很大，因为很多人都闲不下来，往往是一边调理，一边在疲于拼命，为工作累，为应酬忙，结果使情况越来越糟糕。

【求医录】

患者问：

中医说春季养肝，这句话应该如何理解呢？

铁牛老师答：

按中医理论，肝属五行之木，春木旺，肝主事，因此，春季护肝尤为重要。但是，我也告诉大家，其实任何时候都要注意养肝，不只是春季。现代人工作疲劳，忙于应酬，饮酒无度，肝都在超负荷运转，所以任何时候都要注意养肝。

肝病要靠养：清淡饮食，缓慢运动

肝病的种类繁多，但其根本是相同的，所以，在调理上也有许多相同之处。肝病调理应把握总的原则为：清淡饮食，缓慢运动。

肝病的种类繁多，其中最为常见的有病毒性肝炎、肝纤维化、脂肪肝、酒精肝、药物性肝损害及肝硬化、肝癌等，但无论哪一种肝病，都是多年不良生活习惯的积累所致。

既然疾病的发生不是一朝一夕的事情，调理起来也不可能一蹴而就。肝病的调理以养为原则，核心是“养好身体、协助排毒、固住肾元”。养肝可以从两个方面入手，一是饮食调理，一是运动调理。

我先来说说饮食调理，患肝病的人饮食上主要应注意以下几点：

第一，任何肝病患者必须戒酒、戒烟、断茶，否则，后患无穷。

第二，少吃肉，多吃果蔬。肝病严重的人闻到肉味就会恶心、呕吐，所以，饮食上应以清淡为主，少食过甜、过咸、过辣、肥腻的食物。

第三，不能吃羊肉、牛肉、狗肉，特别是狗肉。这些肉类分解后，会产生大量酸性的物质，而这些酸性物质都要靠肝去分解，从而加重肝脏负担。

第四，多吃解毒、通淋利尿的东西，如车前草、夏枯草、金钱草、溪黄草、田基黄、茵陈、茯苓等。建议大家经常喝排毒茶，以帮助肝脏排毒，减轻肝的负荷。

接下来，讲一下肝病患者的运动问题。我在庙里当主持的时候，曾经接触过一个肝病患者，一个30多岁的小伙子，头脑灵活，年纪轻轻就事业有成。闲暇之余，他经常带着助手来爬山，但他爬山与别人不同，总是捂着肚子，这让我感到很好奇。

于是，我找了一个机会，让小伙子来庙里坐。通过攀谈得知，小伙子姓廖。“你的肝不太好吧？”我试探性地问。小伙子很吃惊：“老师，你怎么知道的呀？我前不久才在医院做的检查，说我有肝硬化的迹象。”“廖先生，恕我直言，恐怕你的问题比医生说的严重，医生讲得比较委婉。”小伙子听后，让我给他点建议。

“首先，你要停止爬山。”此话一出，小伙子有些不高兴，“医生说让我运动，你又不要我爬山，这不矛盾吗？”“我不让你爬山，并不是不让你运动啊，你可以减少这种剧烈运动，多做些慢运动，比如散步。”小伙子摇了摇头，没有听取我的建议，以后，他依然坚持爬山。

三个月后，我再也没有见到小伙子来爬山。一天，他的助手来找我："铁牛老师，你能不能去看看我们的老板？"原来，廖先生已经病得无法下床，肝腹水令他看起来像个孕妇，脸上发乌，看起来吓人。

见此情况，我只能遗憾地说："对不起，我帮不了你的老板了。"一个月后，年轻有为的廖先生就去世了。

我讲这个例子，只想告诉大家一个道理：肝病要靠养，不能太劳累，爬山属于剧烈运动，耗损太大，如果肝病患者坚持这种运动，无疑在拿生命开玩笑。

【求医录】

患者问：

听说肝病患者不能吃发物，我想知道什么是发物呢？

铁牛老师答：

发物指有毒性、有刺激性，容易使疮疖或某些病状发生变化的食物，如狗肉、羊肉、鱼虾、鹅等等。

肝病有多种，调理方法各不同

肝病的种类繁多，其中最为常见有肝炎、脂肪肝、肝腹水、肝硬化、肝癌，这些疾病虽同属于肝病，但又有其特殊性，所以，应在遵循肝病总的调理原则的基础上，有针对性的调理。

在上一节，我讲了关于肝病调理的总体原则，这一节，我将有针对性地讲一讲不同肝病的调理方法，主要涉及肝炎、脂肪肝、肝腹水、胆囊炎、肝硬化、肝癌。

1.肝炎的调理

肝炎调理的原则依然是养，不要让肝脏的负荷过重，具体措施如下：

第一，要充分休息，避免疲劳，不熬夜，按时就寝。

第二，戒掉烟、酒、茶，多吃枸杞、山药、白萝卜炖汤，以辅助身体运化。

第三，多吃一些具有排毒功能的东西，如茵陈、溪黄草、陈皮、茯苓以及灵芝等。

第四，长期饮用养生茶、排毒茶。

2.脂肪肝、肝腹水

脂肪肝是指由于各种原因引起的肝细胞内脂肪堆积过多的病变，简单地说，就是人体摄入的脂肪太多，超过了肝脏的分解能力。所以，调理脂肪肝应以能分解脂肪的汤水类、素菜类食物为主，去弥补食品的不平衡，想办法降血脂（具体请见“降‘四高’的‘健康套餐’”）。

如果是肝腹水则需要采取一些排水消肿的措施，如排汗、利尿。其实，肝腹水和肾水肿两者有些相似之处。我们一般使用冬瓜皮、赤小豆、玉米须煮水喝，或者是用鲫鱼、白萝卜炖萝卜鲫鱼汤也能去水肿。

3.胆囊炎

“肝胆相照”这一成语，用来形容人与人之间真诚相待，关于这个成语，也可以用中医知识来解释。《黄帝内经》中说：“肝者，将军之官，谋虑出焉。”“胆者，中正之官，决断出焉。”意思是说，肝经负责谋虑，胆经负责决断。只有肝经和胆经相表里，肝胆相照，我们的身体才不会出现问题。

肝能分泌胆汁，而胆汁的主要作用是帮助脂肪在肠内的消化和吸收。如果患上胆囊炎，就会影响脂肪的消化吸收。目前，西医一般会建议患者切除胆，我却不太赞同这个方法。身体的每一个器官都有它独特的作用，患病了，不是一刀切除就能解决的事情。

我建议胆囊炎患者在患病期间，要保持利尿系统通畅，肾气充足，帮助肝脏排毒的功能要跟上，可以每天用柠檬冲茶喝，平时多喝一些甘蔗汁，用以滋养肾津。

也可以把冬瓜皮打成粉，鸡内金打成粉，每天早上、中午各两克，用来治疗胆囊炎和胆结石。冬瓜皮有利尿的作用，鸡内金有消积的作用，可以养脾胃。

4.肝硬化、肝癌

肝硬化是由于各种原因引起的肝脏功能损坏，使肝脏慢慢变形，变硬，导致肝硬化。关于肝癌，中医称之为“肝积”，“积”就是堆积了很多垃圾，直接影响了肝脏自身功能的运行，致使肝脏功能低下。对于这两种肝病，我通常会采取以下调理方法：

第一,是忌口，多吃滋润肝脏和养肝的东西，绝对不能吃增加肝脏负担的食物，过于升腾、宣发、阳性、酸性的食物都不宜吃。比如牛肉、狗肉、白酒、洋酒等。

第二，扶固肾元，让身体的阳气升腾起来，能够滋润肝脏，增强自身的能量和免疫能力。患者可以常喝些山药汤、甲鱼汤、黄豆蟾蜍汤等。

第三，消积去淤，增强运化。其实就是排毒疏导，通过身体的运化自我修复。关于这一点，患者可以吃些鲫鱼汤、乌鱼汤、海带瘦肉汤、鸡蛋、糙米、红薯、土豆等；长期饮用养生茶增强运化，排毒茶消积去淤；用虎杖、溪黄草、田基黄、灵芝、云芝熬水当茶饮。

【求医录】

患者问：

我家里有个肝硬化患者，我想了解一下，这种病会不会传染？

铁牛老师答：

一般来说，由病毒导致的肝硬化会传染，而其他的不会。家人在照顾肝硬化患者的时候，尽量减少与这类患者的接触，避免被传染上病毒性肝炎，必要的时候可去医院检查。

好肝是“养”出来的

《黄帝内经》说，肝为将军之官。在五脏中，肝的负担最重，也是最容易疲劳过度的，对于肝病患者来说，更是如此。调理肝病应以养为主。

我国是肝炎严重流行的国家之一，目前，我国的乙肝人数已经达到了总人口的10%，患上肝炎后，如果不及时治疗，很容易发展为肝硬化、肝癌，所以，大家应该提高对肝炎的重视程度。

肝炎是西医的说法，中医称之为黄疸。黄疸的病因有外感和内伤两个方面，外感多属湿热疫毒所致，内伤常与饮食、劳倦、损耗过度有关。我个人认为，黄疸的本质原因是身体内的毒素淤积，困遏脾胃，造成肝的负担过重，造成淤塞，疏泄失常所致。

虽然肝炎继续发展下去，危害性很大，但只要加以重视，认真治疗，带病活到天年，是完全有可能的。关键要依靠患者本人，否则，华佗再世也无力回天。

七八年前，有一位做矿石生意的袁老板来找我："张老师，听说你能治肝病，你能不能把我治好？""我只是个辅佐者，能不能治好要看你是否善待自己的身体。"他财大气粗地说："只要你帮我治好，钱不是问题。"我笑着说："如果你信任我，我可以试一试。"

之后，我详细地了解了他的情况：患过乙肝（小三阳），已有十年历史，现已有肝硬化迹象，还有中度脂肪肝，常感觉肝区隐隐作痛，易疲惫，发无名火，睡觉不踏实。仔细观察，此人眼睛干涩无神，脸色发黑黄——这都是肝病的外在表现；手掌发黄，这是黄疸偏高的现象。接着，我又问他的生理机能如何，他无奈地摇摇头，说有些力不从心。综合他各方面的情况，我给他开了一组调

理的方子：

首先，溪黄草、田基黄、陈皮、茯苓、灵芝、半枝莲均量，每天煮两三次，当茶喝。

其次，戒掉酒、烟、茶，远离狗肉、牛肉、羊肉、海产品、兔肉、鹅肉、驴肉以及各种野味。

最后，按时休息，不熬夜，不打麻将，性生活有所节制。

袁老板坚持了一个月，取得了明显效果，精神好了，性功能也有所恢复，我告诫他一定要坚持下去，切不可半途而废。

调理三个月后，他的各项指标都下来了，于是，我把药量给他减了一半，并在茶中增加了一点菊花、金银花。另外，我把养生茶的方子告诉了他，要他每天当茶饮，以加强脾胃运化。

六个月后，他的体重从57千克长到75千克，面色红润了，人也精神了，他认为自己彻底康复了，就再也没来找过我。

两年后，一位中年男人突然来找我："你一定要救救我弟弟！"突然的造访令我摸不着头脑，来人简单介绍之后，我才明白是怎么回事。此人是袁老板的哥哥，他说他弟弟患上了肝癌，希望我能救他，我无可奈何地摇摇头。不久之后，袁老板因病去世了。后来得知，他调理好之后，又恢复了以前的生活习惯，不吃药，天天喝酒，玩乐，而且特别喜欢吃狗肉。

俗话说，吃药不忌口，药效会溜走。中医认为，肝炎病毒是湿热病毒，患者首先就得忌口，尤其是像狗肉这样燥热的东西，吃狗肉的同时再大量饮酒，更是雪上加霜。

现在人们经常有这样一个误区：生病了，不是先从自身找原因，而是先急着找名医。其实，这是本末倒置。即便是名医找到了，如果患者不从根本上改变不良的习惯，一切都是枉然。

【求医录】

患者问：

我得的是乙型肝炎，人们说这辈子也治不好了，我很自卑。

铁牛老师答：

也没必要这么悲观，世上没有绝对的事情。无论是甲型、乙型，或者西医说的大三阳、小三阳患者，都可以用下面的一组方法去调理，坚持三个月，你会有巨大的惊喜：

生活方：烟、酒、茶、狗肉、羊肉一定要戒掉。另外，每天要注意休息，不能太紧张，早晚散步，避免剧烈运动。

食疗方：每天枸杞、山药炖汤喝。另外，每隔两天，食用白萝卜和瘦肉、排骨氽汤，还有萝卜鲫鱼汤、泥鳅冬瓜汤等等。养生茶常喝，养脾胃。

调理方：茵陈、溪黄草、陈皮、茯苓、田基黄均量，每天煮水喝。云芝、木蹄、赤芝、茯苓、各类灵芝类各2克，知了0.5克作为辅助配方，每天泡水喝。交替饮用，清肝、排毒。

患者问：

我虽然没有肝炎，可是我最近工作非常累，在外面工作餐吃的东西也不干净，我真怕自己得肝炎。

铁牛老师答：

肝脏是人体最重要的器官，它负责排毒、造血、调节内分泌，负担非常大。其实对于肝没有毛病的人，特别是工作劳累，饮食毒素多者平时都需要注重对肝的护理。下面的茶饮和汤饮，每周都应该喝上几次。

养肝茶饮：红枣、枸杞（或加茵陈、太子参）泡茶；鱼腥草泡茶喝；清肝排毒茶（见附录一）或者排毒茶经常喝。

养肝汤饮：枸杞叶或辣椒叶炖排骨，或炖瘦肉、鸡蛋；胡萝卜、香菇、番茄、山药炖汤。常饮，会感到排尿通畅、睡眠改善、眼睛干涩缓解，精力更加充沛。

养好肝，眼自明

长时间地上网、看电视、看书、玩游戏，这些都会损害到眼睛。感到疲劳时，一定要休息一会儿，眨眨眼，闭目养神。还可以快速地搓热双手，用空掌捂住眼睛几分钟，这样能够疏缓眼部疲劳，增强眼部气血循环。

民间有一种说法叫“以肝补肝治目病”，意思是说，多吃动物的肝脏可以明目。这种说法是很有道理的。中医认为，目为肝所主，肝开窍于目，肝藏血，目得血而能视。也就是说，肝气疏顺，眼睛就明亮；肝脏受损，眼睛也会受到牵连。

患有眼病的人，可以用多食动物肝脏的办法进行调补。通常我调理眼疾，多是从肝入手，肝养好了，眼疾自然就会好转。那么，如何调理眼疾呢？大家不妨从以下几个方面进行尝试：

首先，要让眼睛充分地休息。

我快60岁了，平时喜欢看书，但我不用戴老花镜，眼睛不花，也不近视。很多同龄人都感到很纳闷。这可能与我的一个习惯有关吧，我平时会时不时地闭目养神休息一会，用个很时髦的词来说，就是养眼。

现代的人长时间地上网、看电视、看书、玩游戏，这些都会损害到眼睛，所以，感到疲劳时，一定要休息一会儿，眨眨眼，闭目养神，还可以快速地搓热双手，用空掌捂住眼睛几分钟，能够舒缓眼部疲劳，增强眼部气血循环。

其次，多吃清肝明目、调理肝脏的食物。

比如，桑叶枸杞茶、菊花茶。用硫黄熏过的菊花是要不得的，要用天然的菊花。养生茶，具有滋养肝津的作用，可以常喝。也可以常吃黄花菜、苹果、番茄、绿豆海带汤这些具有排毒作用的食物。另外，与电脑为伴的人可以多吃些胡萝卜，因为胡萝卜中含有眼睛所需要的维生素A。

最后，肝脏不好的人必须戒烟、戒酒、戒茶，否则，既会伤肝，又会伤眼。

俗话说，眼睛是心灵的窗户，一双明亮迷人的眼睛会给人增色不少，那么，是不是养好肝，眼睛就一定明亮动人呢？不一定，因为眼睛还与肾脏有着密切的关系，如果长时间使身体处于疲劳状态，就容易肾虚，肾虚也会造成视力下降。

五行中说肾为水，肝为木，而水能养木。所以，我们平时多吃一些滋养肾津的食物，对明目是大有帮助的。

【求医录】

患者问：

我最近经常在电脑旁一待就是十几个小时，感觉眼睛都有些模糊了，而且感觉有时候肝区疼，您说用眼多了会不会也伤肝啊？

铁牛老师答：

那是肯定的，所以我提醒经常用眼的人，一定要注意休息，否则也会得肝病的。平时也可多喝一些附录一中介绍的清肝排毒茶、养肝茶饮、养肝汤饮。

患者问：

我患有夜盲症，该如何调理呢？

铁牛老师答：

早在隋朝的《梅师经验方》中记载，用羊肝以淡醋食之，治疗目暗、黄昏不见物。

患者问：

我儿子得了红眼病怎么办？

铁牛老师答：

可以用人奶滴到眼睛里面，两三次就可以好了；用菊花泡茶喝或者把菊花水滴到眼睛里也可以。

患者问：

我最近得了沙眼，总流眼泪怎么办？

铁牛老师答：

用猪肝150克，胡萝卜150克，切碎，煮水，稍许佐料，一天吃三次，一个礼拜应可以解决。这些东西都和肝有关，肝开窍于目，忌吃韭菜、洋葱、大蒜、辣椒。另外，可以用桑叶煮水后，用水去洗眼睛，一天两次，两三天就可见效。

水是最温和的治病良药

我认为，所谓的抗排斥药就是让新的器官与原来的器官和平相处，不要发生矛盾，否则，患者的身体就会吃不消。而我用水来亲和身体——通过水（养生茶、各种粥、汤类）让外来的肝脏和身体达到最佳的和谐状态，达到了同样的效果。

三年前，我接触了一位换肝的患者。这位患者的妻子以前来我这里做过调理，比较认可我的调理方法。所以，在她先生换肝之前，想先听听我的建议。当时，她先生病得已经很严重，又黑又瘦，体重只有46千克，医生说，患者必须换肝，否则随时都有生命危险。

结合她先生的情况，我告诉她，换肝手术是要做的，但换肝之前应该尽最大努力把身体调理好，否则，不用说换肝成功，就是手术台这关都很难过。在我的指导下，她做了各种汤水来给丈夫调养身体。

经过一段时间的调理，她丈夫的身体强壮了一些，可以进行手术了。患者的手术非常成功，但这并不意味着患者能够彻底康复，因为还要过排斥期这一关。患者每天需要吃大量的抗排斥药和维生素，妻子担心长期下去，丈夫的身体会吃不消。所以，术后半个月，她再次找到我，问我可不可帮助调理一下，以减少服药量。

俗话说，是药三分毒。本来患者的肝脏排毒功能就受到了影响，再吃大量的抗排斥药、维生素，就是毒上加毒，长期吃下去肯定不行。经过慎重考虑，我为这位患者制定了一套调理方案。我们道家讲“以柔克刚”，我决定从水入手调整患者的脾胃，用脾胃吸收营养来代替维生素，最终使脾胃吸收的营养为身体服务。然后，通过排毒亲和调养法，使新肝脏自行造血、排毒。我制定的这个方案可谓是三管齐下。

首先，每周泡一次澡（见泡脚方），让他大量出汗（之前他很少出汗），加快体内的排毒速度。

其次，每天大量喝养生茶，以增强肠胃运化。

最后，根据患者的情况，有针对性地配置了帮助肝脏排毒的排毒茶。

经过精心调理，三个月后，患者摆脱了抗排斥药。对于换肝的人来说，虽然身体逐渐恢复了，但后期的保养也是至关重要的。我让他每天早上、中午用土豆、红薯、玉米煮粥喝，晚上要有汤饮，少吃大鱼大肉、肥腻、刺激的食物，烟酒要戒掉，绿茶不能喝。

经过三年多的调理，现在患者的身体已经全面恢复，体重恢复到70千克。之前这个患者还有高血压、糖尿病、痛风，现在各项指标都基本正常了。

医学界普遍认为，换肝的人很难活过三年。中国换肝的人最长活过8年，而且必须吃抗排斥药，像这位患者不吃抗排斥药活了三年多，很多专家都觉得不可思议。

我认为，所谓的抗排斥药就是让新的器官与原来的器官和平相处，不要发生矛盾，否则，患者的身体就会吃不消。而我用水来亲和身体——通过水（养生茶、各种粥、汤类）让外来的肝脏和身体达到最佳的和谐状态，达到了同样的效果，俗话说，条条大路通罗马嘛！

另外，我的方法还避免了让肝脏承受过大的负担，因为只要是药物就会增加肝脏的负担，而排毒茶具有很好的协助肝脏排毒，减轻肝脏压力的作用，可谓是一举多得。

【求医录】

患者问：

我父亲全身水肿怎么办?

铁牛老师答：

水肿的原因很多，可以用生石膏25克、冬瓜皮50克，煎水一天吃两次，三天可见成效。

3

远离胃肠疾病的烦恼

胃肠病：三分治七分养

胃肠病发病率很高，对人体健康的影响也是多方面的。大家一定要养好胃肠。关于胃肠病的调理，只有一个字——养，从改变生活习惯开始，使之慢慢好转起来，任何猛药、速效药都不能解决根本问题。

《黄帝内经》有言："胃者五脏六腑之海也，水谷皆入于胃，五脏六腑，皆禀气于胃。"意思是说，胃是人体消化的器官，人吃进的食物都要靠胃磨碎、吸收、分解，然后把营养输送给五脏六腑。

如果胃肠出了问题，对人们健康的影响是非常大的，不是有句话叫"人长寿，胃肠好"嘛！这足以说明胃肠的地位举足轻重。然而，目前深受胃肠病困扰的患者却不在少数。据世界卫生组织统计，不同人群的慢性胃肠病发病率高达80%以上，而且慢性胃肠导致的消化、吸收紊乱或障碍，还往往会引发其他疾病，甚至转为胃肠道恶性肿瘤。

常见的胃肠病有胃炎、胃溃疡、十二指肠溃疡、胃鼓胀、胃癌、十二指肠癌等。尽管胃肠病的种类繁多，但其原因不外乎以下几个方面：

第一，精神过度紧张，《黄帝内经》上说“思虑过度，脾气郁结，久则伤正，运化失常”。

第二，吃得过饱，长期偏食。

第三，常吃寒凉的食物、饮料。

第四，常吃刺激性的、有毒的、腐败的食物。

胃肠病发病率很高，对人体健康的影响也是多方面的。关于胃肠病的调理，只有一个字——养，从改变生活习惯开始，使之慢慢好转起来，任何猛药、速效药都不能解决根本问题。下面我跟大家说说调理胃肠病的具体方法：

第一，改变不良饮食习惯，调整心理状态，放松身心，因为人一紧张，压力一大，胃就会收缩。

第二，给胃留足空间，平时吃饭五成、七成饱就够了，如果总想吃十成饱，胃早晚会吃坏。

第三，多吃温性的、利于消化的、帮助代谢的食物，比如山药汤、猪肚汤（生姜、白胡椒、白果、猪肚），都是很好的养胃食物。

第四，胃喜暖，俗话说“胃要常暖”，胃暖和起来，人才会舒服，平时可以常喝一些黄酒、糯米酒，烫热了再喝。

第五，如果患有胃肠疾病，可以吃一些具有消炎作用的食物，如鱼腥草、蜂蜜、姜、蒜等。

通过上述的调理方法，就可以有效减轻胃的负荷。其实不仅是胃，其他器官，如果损耗得多、负荷过重，就容易出问题。

【求医录】

患者问：

昨天我睡觉的时候受了一些寒，今天就感觉胃疼，您有什么好方法么?

铁牛老师答：

可以用粳米320克，干姜、鲜姜各30克，煮成粥后，每日3次，每次1碗，主治受寒胃疼。

调整生活习惯，远离胃炎烦恼

胃炎与不良的生活习惯密不可分。远离胃炎的根本是调整生活习惯，改掉不良的习惯，让胃保持强健的动力。

七八年前，一位矿山工人找到我，他说自己患胃炎已经十多年了，这十年来吃了不少中药、西药，还包括一些民间土方子，就是不见好转，同事们给他起了一个绰号叫“老胃”，不知情的人还以为他姓魏呢。这位矿工脸色蜡黄，身体瘦弱，背部有些驼，因为经常胃痛，所以他有一个习惯性的动作——总是捂着胃。

按理说，一般性的胃炎治疗了这么多年，吃了这么多药，应该是能够治好的，他之所以迁延不愈，应该另有隐情。于是，我问他，“你平时有什么不良的生活习惯吗？”他嘿嘿一笑，“我也没啥不好的习惯，就是爱打打麻将，喜欢吃辣椒、喝浓茶。”

“你打麻将的时间有多长，有多喜欢吃辣椒呢？”我继续追问。

“不用上班的时候，我基本上都是在麻将桌上度过的，吃辣椒那是每顿必有，否则吃不下饭。”

“那你平时是否会运动呢，比如爬山、散步之类的。”“我们做矿工的，工作已经很辛苦了，不需要锻炼的。”

经过询问，我基本了解了他的胃病迁延不愈的原因。于是，我告诉他一套调理的方法：

首先，一定要改变不良生活习惯——远离麻将桌，不吃辣椒，不喝浓茶；饭吃七分饱，少食多餐。

其次，用蜂蜜调水，里面加一点儿姜，空腹喝，一天三次，蜂蜜起到修补胃壁、消炎的作用；每天喝养生茶，增进脾胃运化；常煲山药汤喝，一个星期喝两次猪肚汤（半个猪肚，加上生姜、白胡椒15粒、白果少许）。

最后，饭后半个小时，到空气新鲜的地方走一走，散散步。

按照我教给他的方法，调理一段时间后，他惊奇地发现胃不痛了，他不解地问我："你给我的方子没什么特别之处，怎么比我吃药还管用呢？"我笑着说："因为你懂得珍惜自己的身体了，善待身体，身体也会对你好，胃自然就不痛了。"

另外，我还告诉他，如果胃再痛，可以用盐炒热黑豆、生姜（或者带壳谷子），用纱布包住，在痛的地方像电熨斗一样熨，就能缓解疼痛，"拔"出胃中的寒气。

有付出才有回报，调理疾病也应该如此，只有你善待身体，珍惜身体，身体才不会隐隐作痛，打扰你平静的生活。

【求医录】

患者问：

我家小孩刚三岁，最近嗳气、泛酸，该怎么调理呢？

铁牛老师答：

白萝卜500克，蜂蜜150克。将萝卜切丁，放于沸水中煮熟捞出，晾晒半日，再放锅内加蜂蜜，用小火煮沸，调匀，冷却后装瓶，每日服3汤匙。适合于胃部胀痛、嗳气、泛酸的患儿食用。

调理胃寒，用姜、黄酒和蜂蜜

调理能在一定程度上缓解胃寒的情况，但是要想彻底远离胃寒，还需要建立良好的生活方式，这是根基，否则，再怎么调理，也会大打折扣。

几个月前，一位朋友到我家里来作客，我妻子端了一些水果，对老人说："您吃个苹果。"朋友摆了摆手说："我不敢吃，一吃胃就疼，现在连绿豆都不敢吃。"

朋友的这种情况是典型的胃寒。胃寒的人不能吃冰棒、冷饮，甚至吃一个苹果，胃都会不舒服，会疼痛。对于胃寒的人，我通常会采取以下方法进行调理：

第一，用养生茶补充水分（要趁热喝），以增强运化，补充胃的津液。或者做米汤鸡蛋花（家里煮粥，把上面的米汤单独拿出来，打一个鸡蛋，打散煮开，再加一些姜），趁热喝，也能补充津液。

第二，常喝红糖姜茶，姜有养胃、暖胃的作用。

第三，常用蜂蜜调水喝，有助于修复胃壁。

第四，如果胃寒的情况比较严重，也可以用黄酒（客家糯米酒）煮鸡蛋来吃，滋养肾气，保证胃的津液充足，让胃更加温暖。

按上述方法调理，一般一个多月就会有很好的效果。我介绍的这套调理方法，其核心有两点：一是补充水分，特别是补充和肠胃亲和的水；二是排寒气、升阳气、消炎止痛。在这里面，我主要用到了姜、黄酒和蜂蜜，它们各有其作用：姜能消炎镇痛，姜、黄酒可以祛除寒气，蜂蜜可以修复胃壁和祛除炎症。

俗话说，习惯决定健康，调理能在一定程度上缓解胃寒的情况，但是要想彻底远离胃寒，还需要建立良好的生活方式，这是根基，否则，再怎么调理，也会大打折扣。我建议胃寒的人应该从以下方面来调整生活方式：

第一，吃完饭，千万不要马上投入到工作中去。饭后休息半个小时，然后出去散散步，增加身体气血运化，避免积食。

第二，饭吃七分饱，给肠胃留三分余地，还要准时吃饭，晚上不要吃夜宵。

第三，吃的东西要选择偏暖、偏软、偏细、容易吸收的食物，像汤水、粥等等，尽量不要给胃增加负担。待好转之后，逐步补充一些粗纤维的食物，比如山药汤、芥菜汤，以促进胃的运化。

第四，放松心情，忘却烦恼，不要让自己长期处于紧张、忙碌的状态。

有句古话是这样说的："人无胃气不治。"意思是说：如果胃患了病，则身体的其他疾病也难以治好了，可见，胃在身体器官中的位置了！

【求医录】

患者问：

我胃寒，有时在外面吃些大餐就胃疼，有好方法么？

铁牛老师答：

白米320克，干姜、鲜姜各30克，煮成粥后，每日3次，每次1碗，主治受寒胃疼。另外，喝生姜红糖水也能解决：红枣、枸杞、生姜、红糖适量，身体虚弱者可加1~3颗桂圆（血压高者不加），煮茶，每天早上空腹饮。

患者问：

我经常感觉胀气，有什么好的调养方法吗？

铁牛老师答：

可以用萝卜、山楂炖汤喝，萝卜能够养胃，有的人吃了萝卜就放屁，有通肠胃、促运化的作用。

胃溃疡、胃癌调理有方

胃溃疡、胃癌是由于肠胃疾病长期得不到调理，积劳成疾造成的，这就好比是一架机器，当它出现小故障的时候，你不闻不问，久而久之，小恙变大患，即便是调理，也是亡羊补牢，需要付出的代价要比当初大得多。

早些年的时候，一位30多岁的小伙子，患了胃溃疡，来找我。我告诉他一些调理的方法，小伙子坚持三个月之后，有了明显的好转，非常高兴。他说这下又可以随心所欲了，想吃什么就吃什么。

当时，我再三警告他，一定要改变不良的饮食习惯，不然前面的工夫就白费了。小伙子不以为然地说："我年轻，没事的。"结果，两年后，小伙子患上了胃癌，又来找我，十分后悔自己的所作所为。

在说调理方法之前，我先来说胃病的发展阶段：通常有三个阶段，开始叫胃炎，逐步发展就是胃溃疡，溃疡再进一步发展，就可能成了胃癌。

关于调理方法，其实不论是胃溃疡还是胃癌，其本质都是一样的，都要靠养。养胃，首先就要改变不良的生活习惯，所不同的是，胃癌患者需要增加一些排除毒素和提升运化的食物。具体来说，方法如下：

首先，改变生活习惯是首要的，不能吃刺激性的、寒凉的食物，多吃稀软的流质食品。

其次，建议胃癌患者每星期吃一到两个甲鱼，炖甲鱼汤喝。

再次，每天喝养生茶，浓度可以加大，例如1：5的比例。另外，每周喝一至两次排毒茶，以排除体内毒素。

最后，泡脚和泡澡也是必不可少的调理方法，可见道家暖足方、道家清和浴、简易泡脚方，在此不再赘述。

胃癌患者一定要去正规医院进行针对性的治疗。除此之外，平时的调理也很重要。最重要的还是要靠自身的功能恢复，正气上来，运化加快，饭量加大，抵抗力就会增加，身体才会快点好起来。

另外，可以吃点蜂蜜，蜂蜜不仅能养胃，还有消炎作用。同时，山药汤也是很好的养胃食物。如果是胃溃疡患者，最好每天吃点姜。待胃癌患者、胃溃疡患者病情稳定下来之后，可以用陈醋泡大蒜，每天吃七八个大蒜，也有很好的效果。

【求医录】

患者问：

我有胃溃疡，您有没有办法帮我调理呢?

铁牛老师答：

用大蒜泡醋48~72小时后，吃大蒜，有很好的效果。

患者问：

如果有胃溃疡或者十二指肠溃疡，如何调理?

铁牛老师答：

车前子，炒好，碾末，一次4克，一天3次，早中晚饭前吃，忌吃刺激性的食物，效果明显。

护住肚脐，才能远离腹泻

拉肚子的时候，多会伴随着绞痛，或者梗塞，患者会感觉非常疼痛。我们可以用一点点生姜，把它捣烂，然后加一点白酒，敷在肚脐上，具有止痛和祛除寒气的作用。

腹泻是人体一种常见的排毒反应，是身体自发地把吃坏的东西（毒素）或把体内的寒气排出体外的过程。人们吃坏了东西，感染了病菌，或者是脾胃受到了寒邪入侵，导致肠胃功能减弱，都会出现腹泻。

一般情况下，针对腹泻的情况，我很少使用药物，尽量使用厨房里的食物、调料作为主打，正所谓药食同源嘛！如果出现腹泻，可采取以下方法：

首先，在腹泻发生期间，不可乱吃东西，记得补充水分。可在白开水中加一点盐和糖，如果能喝一些米汤，效果会更好。

接着就要止泻，如果家里有做酒的酒饼，拿一点点和着水吃下去，就有止泻作用，这主要是利用了其中的酵母成分。另外，还可以用红糖、生姜、大蒜煮水喝，也能止泻，它可以帮助收敛。

一般的腹泻采用以上的方法，就能收到很好的效果了。如果是痢疾，情况就严重一些。按照西医的说法，痢疾是因为某些细菌的感染所致。中医则认为主要是受寒所致。如果拉大便时带有黏液出来，这说明津液不够耗损了。

拉肚子的时候，多会伴随着绞痛，或者梗死，患者会感觉非常疼痛。我们可以用一点点生姜，把它捣烂，然后加一点白酒，敷在肚脐上，具有止痛和祛除寒气的作用。也可以拿电吹风，对着胃脘这一块转圈吹，疼痛的部位要重点吹，吹的时间可以久一些，这个办法往往会起到意想不到的止痛效果。

另外，我们前面介绍的泡脚方也具有升阳、祛寒的效果。如果放屁，这就是身体阳气升起，祛除胃肠寒气的表现，是好转的趋势。

肚子受寒会引发腹泻。现在常看到一些女孩子喜欢穿衣服时，把肚脐眼露出来。殊不知，肚脐眼是最怕冷的，最容易受到寒邪入侵。肚脐这个位置叫神阙穴，人们在睡觉的时候一定要把这个地方盖好，保暖措施做好了，才能远离腹泻。

【求医录】

患者问：

我家小孩不到2岁，经常腹泻，有没有适合孩子的调理方法呢？

铁牛老师答：

可以采用揉肚脐的方法：左手放在肚脐上，右手压在左手上，用力往下摁。沿肚脐左上方揉至右上方，再往下揉至右下方，再揉至左下方，再揉至左上方，如此揉肚脐100次。坚持下去，就会有一定的疗效。

患者问：

我老是拉肚子，一直都没有好，有什么办法么？

铁牛老师答：

用绿茶5克，大枣5枚，红糖适量，煮水，一天吃3次，对久泻不愈，有很好疗效。也可以用生姜、红糖、蒜、葱白，均量捣烂，用面粉调开，敷在肚脐上。

呕吐，生姜、蜂蜜来帮忙

呕吐如翻江倒海，大有把五脏六腑吐出来之趋势，怎样快速止吐呢？吃药？打针？输液？不用劳烦医生，厨房里的生姜就能帮您忙，止呕、暖胃，姜到病除。

上个月，侄女去广东湛江旅行结婚，不曾想，回来的时候，上吐下泻。到了深圳，就直奔我而来。进门之后，侄女一屁股就坐在椅子上："叔叔，赶紧想法子救救我们两个，我们是一泻千里呀！"

"嘿嘿，我看你们两个是好东西吃多了！"我一边开玩笑，一边观察他们的脸色，"你们都吃了什么东西啊？"

"那里的海鲜又大又便宜，我们吃了好多，还喝了很多啤酒，真是过瘾！"侄女一手捂着肚子，一手比划着螃蟹有多大，"莫不是酒精中毒吧？"侄女一个冷战，从椅子上弹了起来。

"我看你是好东西吃多了。"听他们这么一说，我就猜出个十之八九。

侄女平时很少吃海鲜，这次去湛江——盛产海鲜的海边城市，为了解馋，一连吃了几天的海鲜。海鲜虽好，但不能多吃，因为海鲜属寒，吃多了，胃寒，如果再吃了不新鲜的虾蟹，情况就更糟了。

在这里，我特别提醒大家的是，吃海鲜，尤其不能喝啤酒，否则会引发痛风。

找到了病根，剩下的就是对症下药了。我不慌不忙地从厨房拿来两个姜片，侄女刚要问我做什么，一阵恶心，把话又咽了回去。我赶紧把姜片塞到她嘴巴里，“这东西能管用吗？”侄女半信半疑地看着我。我微微一笑。

不一会儿，侄女呕吐的症状就得到了一定的缓解，接下来，我用生姜、红糖、陈皮煮水，让他们喝了几大杯，先暖胃，为了见效快又放一些甘草，甘草能够解百毒，半天后，两人基本痊愈了。

为了巩固效果，我又让他俩泡泡脚，排排汗。排汗有助于祛除体内寒气，升发阳气，在排汗的同时，多喝养生茶，到了晚上，两人又活蹦乱跳了。

临走的时候，我嘱咐他们回去后，把蜂蜜调成水饮用，因为呕吐造成了胃黏膜的损伤，喝蜂蜜水有助于胃黏膜的修复。如果没有胃出血的情况，还可以用海带、绿豆煮水，以帮助排肝毒。

呕吐是人们日常生活中常见的一种症状，吃坏了东西会呕吐，某些疾病也会引发呕吐，那么呕吐是怎样发生的呢？

简单点说，呕吐就是人们吃到胃里的东西不能盛纳了，出现了逆反。这个过程一般可分为三个阶段，即恶心、干呕和呕吐，但有些呕吐可无恶心或干呕的先兆。

虽然呕吐会让人感到很难受，但这是好事，因为它可以帮助人体把胃里的有害物质排出体外，这是机体的一种防御反射，有一定的保护作用。不过，需要注意的是，频繁而剧烈的呕吐可引起脱水、电解质紊乱等并发症，若情况严重，应及时就医。

可能在大多数人意识里，呕吐的问题应该出在胃上，其实不然，肝功能比较弱的人，闻到猪油也会呕吐，另外，食物中毒也会导致呕吐。总之，欲想止呕，必先寻其根源，方能药到病除。

【求医录】

患者问：

晕车呕吐，有什么好办法吗？

铁牛老师答：

晕车是人体内在的平衡系统出了问题，按手上的合谷穴（虎口）位置，就可以缓解。另外，容易晕车的人，平时出行别忘了带一些生姜，想呕吐可以含一两片在嘴里，也能够降胃气、止呕。

腹胀真难受，试试白萝卜、山楂

腹胀是一种很常见的症状，虽不是病，但胀起来令人寝食难安。放宽心、节制饮食、增加运动量，同时配合饮食调理，腹胀就能去无踪。

腹胀，几乎人人都会遇到，在不同的年龄段，都会出现这种现象。小孩因积食，肚子会板硬，有时青筋都会看得很清楚；大人腹胀一般是顶胀，感觉有东西顶起来，心脏有压迫感；特别是上了年纪的人，腹胀的情况几乎天天有，有时吃了饭，肚子就会鼓起来，甚至不吃也会鼓。

腹胀也叫鼓胀，这看起来虽不是什么大病，但它会让人不舒服，影响人的睡眠，这也是身体运化功能低下的一个报警信号。至于为什么会发生鼓胀，目前医学还没有一个定论。

有一次，我到一个社区去讲课，几个听课的老人问我："我们经常腹胀，有时会特别难受，站着、坐着、躺着都不舒服，你有没有好办法，帮我们解决一下呢？”

俗话说，治病不如防病。在给他们解决腹胀之前，我首先告诉他们引起腹胀的几个原因：休息不好，心情紧张，工作劳累；吃得过饱，食物不消化，便秘排泄不通畅；运动太少。

分析完原因，我告诉他们一些方法，让他们回去试一试。

首先，腹胀期间，不能吃得太饱，最好五成饱，吃流质食物，比如粥、汤水。

其次，饭后休息20分钟，慢慢散步。感觉胀的时候，可以以肚脐为中心，揉腹，顺时针36次，逆时针36次。从上往下推36次。

最后，用白萝卜、白萝卜苗、山楂这三种东西煮水喝，可以加一点冰糖。这个方子对于因消化过程中产生的废气、毒素引起的腹胀，作用明显。通常在食用此方后，很快就会放屁，一放屁，腹胀就能得到缓解。

后来，我接到社区主任的电话，说这些老人在尝试了我给他们的方法后，效果不错，他代表大家感谢我。

除了以上介绍的调理腹胀的方法外，人们在平时应注意心理调节、按时作息，因为心情紧张也容易造成腹胀。还有，要控制饮食，多吃一些应季的水果，增加肾的津液。可以常喝我介绍的养生茶，做一些山药汤，加强脾胃运化，这都是解决腹胀的好方法。

另外，经常腹胀的人应该注意预防便秘，因为腹胀与便秘是密不可分的。

【求医录】

患者问：

出现便秘该怎么办?

铁牛老师答：

可以每天早上用香蕉蘸蜂蜜吃，平时注意休息，几天就能够缓解。

患者问：

我儿子一岁多，消化不良，肚子鼓胀，怎么办?

铁牛老师答：

可用鸡内金（鸡胃囊外面的包皮）200克，干炒至焦黄，碾成末，存好。一次3~5克，一天一次，冲白糖水喝，或煮粥给小孩吃。

结肠炎的自然疗法

生病了，不是先急着去找药，而应该反省自己的生活出了什么问题，这是源头。只有先堵住了源头，才能防止身体越来越糟糕，否则，吃药、打针，都是在做无用功。调理慢性病，就像修理漏水的房子，不先找到漏水的根源，关闭开关，就忙着清理，那是徒然的。只有把漏水的根源堵住了，再慢慢疏通渠道，才能顺畅。

前两天，接到朋友的一个电话，说是在我的帮助下，调理好了多年不愈的结肠炎，这次是专门打电话感谢我。

我的这位朋友大概是在三年前来我这里做调理的，当时他为了治疗这病，没少花钱遭罪，打针吃药不计其数，用他自己的话说，都快成“药篓子”了，可就是不见好转，问我有没有妙招让他“起死回生”。我给他提出了四点要求：

第一，洗心革面、重新做人，彻底改变不良习惯。因为他是个麻将迷，整天没日没夜地打麻将，我严肃警告他，一定要远离麻将桌，不然神仙也帮不了你。

第二，放松身心，工作多忙，多累，都不能给自己施加太大的压力，一定要心平气和地对待工作，对待生活。

第三，每天早晚散步两次。（后来据说，他为了给自己的散步增添些情趣，还专门养了一条小狗，每天早上六点到六点半、晚上七点到八点出去遛狗。）

第四，每天用蜂蜜调水喝，常吃莲子银耳汤，还要常喝些甘蔗水。

当我把这个调理方法告诉他的时候，他还将信将疑，他说这是什么调理方法呀，没有实质的东西。我解释说，无论是什么病，首先就要把基础工作做好，改掉坏习惯，病就好了一半。这在道家叫"无为而治"。不需要吃药，只要生活方式改变到自然的轨迹上来，用最简单的食物调理，病就会自然好。

这次他打电话过来，非常兴奋地说："没想到，听了你的话，还真管用，吃了不到四个月，困扰我多年的结肠炎、大便干结、便秘、腹胀就不见了踪影，这两年都没有吃药了，病早好了！"

其实，这是我意料之中的事情，他心情放松了，运动增多了，排汗增加了，久坐（打麻将）的时间少了，又用蜂蜜滋润了肠道，银耳汤帮助生津，自然不用药，就可以让身体回到正常轨道上来了。

不仅是结肠炎，任何一种慢性病的发生都与人们不健康的生活方式、饮食方式、心理状态有关。有人说："把吃出来的病吃回去。"而我要说："吃出病了，你首先要做到不吃了！"佛家中讲："有因必有果"，你既然种下了因，早晚有一天，果是要发生的。

调理慢性病，就像修理漏水的房子，不先找到漏水的根源，关闭开关，就忙着清理，那是徒然的。只有把漏水的根源堵住了，再慢慢疏通渠道，才能顺畅。

【求医录】

患者问：

您刚才提到的那个莲子银耳汤，怎么做呢?

铁牛老师答：

用银耳（白木耳）、莲子（带芯）、枸杞、几颗去核的红枣，放在一起煮，起锅前加冰糖，或起锅后加蜂蜜，即可。

生痔疮，辣椒炒田螺有奇效

按中医理论来分析，痔疮多是因为人的肺气肃降功能有问题，引起气血下坠，导致肛门的收摄不住。另外，与肾气虚弱也有关系。平时可以喝点葡萄酒，各类应季的水果要多吃，以滋养肾津，还要注意避免虚耗，以固住肾气。

有一对夫妇来找我，一见面，丈夫就着急地说："张老师，您帮我们看看吧，我们两口子都有痔疮，一到早上，我们就抢厕所。"

我笑了笑说："世间有'夫妻相'，还有'夫妻病'！你们都得痔疮，那说明你们夫妻感情好，有福同享有难同当嘛。"这句话，看则是句玩笑，实则是大实话。因为夫妻饮食生活习惯相同，所以很容易同时患上痔疮。

"那你们平时都喜欢吃些什么？"我接着了解情况。

"我是四川人，喜欢吃川菜，做饭时喜欢放些辣椒，丈夫也就跟着入乡随俗了。前几天，我感觉肛门奇痒难忍，用小镜子一照，发现肛门口有个小肉瘤。没过多久，丈夫也有了痔疮，而且大便出血。”妻子赶紧接话茬。

“这病实在太痛苦了，每次上厕所，都跟上刑一样，去医院看，医生给开了一些消炎药，还打了针，可就是不见效，您有偏方没有啊？”不等我说话，丈夫又赶紧过来插话。

“偏方说不上。不过，我可以教你们几个简单的调理方法，回去试一试。

首先，调理的这段时间要忌口，各种辛辣刺激、肥腻的，比如辣椒，牛、羊、狗肉都不能吃。平时还要注意休息，不能太劳累。

其次，每天必须把肛门周边清洗干净，不能有宿便。

第三，两个人互相监督，每天早上用一些蜂蜜和陈醋调水喝。

第四，每天出门前，用纯正的芝麻油在肛门周边搽一搽，保证肛门的润滑。

最后，从明天开始，吃一个礼拜的田螺，用生姜、大蒜、辣椒炒田螺。”

听完我的方子，两人面面相觑，“您说的这几个方面我们都能做到。就是最后一点，我不明白。这生痔疮还能吃辣椒炒田螺？是以毒攻毒吗？”

不仅是这对夫妇，很多人都会对我这个辣椒爆炒田螺，心存疑问。我给大家解释一下。炒田螺放生姜，是帮助肠胃的运化和消炎；田螺能生津，可以调理肺气的肃降功能，提升肛门的收摄力。

这对夫妇按照我说的方子，坚持四天后，打来电话，说痔疮的部位不痛了，也不便血了。我嘱咐他们再坚持几天，同时，要坚持长期忌口，才能使痔疮的患部逐步减小。

民间有句话叫“十男九痔”，其实不只是男人，女人得痔疮也很普遍。因为这种病常见，所以，很多人对它掉以轻心。殊不知，久拖不仅会加重病情，增加治疗难度，而且还会引发更加严重的后果。

尤其是老年人，痔疮会导致排便困难。排便时腹壁肌肉因此强力收缩，腹内压增高，致使血压升高，老年人脑动脉硬化者可导致脑出血，因此，痔疮虽小，却大意不得。

按中医理论来分析，痔疮多是因为人的肺气肃降功能有问题，引起气血下坠，导致肛门的收摄不住。另外，与肾气虚弱也有关系。平时可以喝点葡萄酒，各类应季的水果要多吃，以滋养肾津，还要注意避免虚耗，以固住肾气。

痔疮有内痔和外痔之分。痔疮的产生与人的饮食习惯有直接的关系，它是胃的运化失常，体现在人体排泄的最末端——肛门部位，痔疮严重的时候还会伴有脱肛。

【求医录】

患者问：

是不是患上了痔疮，吃辣椒炒田螺就可以了？

铁牛老师答：

不是的，这是一般的调理方法，如果严重的话，还需要及时就医的。

香油炒小白菜，帮忙解决便秘烦恼

便秘了，坐在马桶上，白费力气，毫无结果，这样的烦恼你有吗？吃药了，没用，那就试试食物调理吧！清晨一杯蜂蜜水，每天用香油炒小白菜，简简单单，解决便秘烦恼。

一天，一位女士来找我。她非常苦恼地告诉我，她一周才大便一次，而且每次排便都无比痛苦，排的量不多，且干结，象羊屎似的，一粒一粒的，这种情况已经持续了很多年。虽经过多方治疗，吃过很多药，但情况一直没有好转。她抱着最后一丝希望找到我，希望我能帮帮她。

这位女士只有30岁，但看上去却比实际年龄大很多，脸上有很多的黑斑，一对熊猫眼，精神状态也很糟糕。以前，我也接触过类似的患者，说实话，便秘这种小毛病，看似不严重，但它对身体的危害是多方面的，并不是表面排便困难那么简单。结合她的具体情况，我推荐给她一些简单的调理方法：

俗话说，好习惯决定健康，欲调理，首先就要从改变不良习惯做起，养成良好的生活习惯。我建议她每天早上喝一杯蜂蜜水，或者将陈醋和蜂蜜拌在一起调水喝。

其次，我让她用香油炒小白菜，多放一点香油，每天都要吃。还要经常吃一种凉拌菜：香菜、白木耳、黑木耳，加点香油、陈醋，凉拌。这两个方子有很好的通便效果。

最后，多吃应季的水果补充津液，多吃香蕉，多喝甘蔗水。为了巩固疗效，我还教给她做养生茶，来增进脾胃运化。

一个月以后，这位女士打来电话，她高兴地告诉我，她的便秘问题解决了，现在再也不害怕去厕所了，而且她还收获了一份意外的惊喜，皮肤上的黑斑不见了，人变漂亮了。其实，这是顺理成章的事情。大便通畅了，身体里堆积的垃圾没有了，体内毒素排出去了，黑斑当然就不见了。

好了之后，我让她巩固效果，平时要多吃水果，如甘蔗、香蕉等，增加肾的津液；多喝养生茶、山药汤，增强运化。休息好、气血充盈、气血通畅、津液有余了，便秘的问题就不会再出现。

另外，我还告诉她，平时吃一些让肺气滋润的食物，比如莲子银耳羹。中医认为，肺和大肠相表里，我们可以通俗地理解，这是一对患难兄弟，往往是一方有难，就会殃及另一方。

在这里，我想特别提醒大家一点，遇到便秘，千万不要用麻黄、大黄一类的药物去通便，这些都是大泻的药物，很容易伤害身体，甚至出现危险——一旦肺气收摄不了，肛门就可能不能收缩。所以，最好还是选用食物调理。

【求医录】

患者问：

我经常便秘，有没有好一些的解决方法？

铁牛老师答：

用蜂蜜和陈醋来调水喝，一勺陈醋即可，蜂蜜随意。早上空腹，最好七点左右喝。平时吃些山药汤，增强肠胃运化，问题很快就能解决。

便血的食物调理方
——蜂蜜、柿子、田螺

便血是一种比较常见的疾病，发生的原因错综复杂，但通常情况下，多与人们的不良饮食习惯有关。对于一般性的便血，去火、生津、消炎，即可奏效。

便血是一种常见病，吃坏了东西，休息不好，肠胃有炎症，或者患上直肠癌，都可能引起便血，总之，便血的原因有很多。如果是经常性的、不明原因的便血，就应该立即到医院做个化验，查明原因，对症治疗。

几年前，一位郑先生急急忙忙来找我。郑先生不仅经常便血，而且还有痔疮。通常这种情况应该与不良生活习惯有关，于是，我问他平时有什么爱好，比如喜欢吃什么东西。

郑先生说他喜欢吃辣，辣椒炒肉、辣椒炒鸡蛋、辣椒油拌饭，只要是与辣椒有关的食物，他都喜欢吃，没有辣椒就吃不下饭。由此，我判断他的便血应该与他的不良嗜好有关。结合他的情况，我给他提供了一些调理方法：

首先，每天用蜂蜜调水喝，早、中、晚各一次。

其次，黑木耳10克，柿饼2个，用水煮，煮烂后吃柿饼喝水。

一般情况下，患者在用过以上的方法后，三到五天就可以止血。我告诉他，便血止住之后，再用下面的方法治疗痔疮：姜、辣椒、大蒜炒田螺（性极寒），连续吃两天，用于治疗痔疮。

在调理九天后，他特意来向我道谢："张老师，真是太感谢你了，你提供的这几个方子，真有用啊！我每天早中晚喝蜂蜜，再吃木耳柿饼，连用了五天，大便一点血都没有了。第六天，我开始炒田螺，吃了三天，痔疮也不痛了。"

另外，我还告诉他，如果以后大便的时候，痔疮还痛，就在肛门处擦一点芝麻油。为了巩固疗效，我劝他戒酒，多吃一些水果生津液，注意休息，不可过度劳累。

我之所以会采取以上方法调理便血，这与便血的产生原因是分不开的，一般性的便血主要有几个原因：肺气肃降不好；大便不通畅，偏硬；津液不够，虚火所致。我用黑木耳和柿饼，可以固肾气生津液；肠道有炎症，蜂蜜可以解炎症；痔疮是因燥热所致，田螺是寒性食物，具有生津液的作用。

【求医录】

患者问：

我大便时偶尔会便血，但不痛不痒，是不是不会对身体有危害呢?

铁牛老师答：

不是的，先不说便血是什么病引起的，就单说便血，时间长了，容易使体内丢失大量的铁，引起缺铁性贫血。而且，便血的原因很多，可能是某些严重的疾病引发，这种情况，应该到医院里检查一下。

食道癌患者的日常调理方

人总是好了伤疤忘了疼，生病的时候，对自己所做的事追悔莫及，可等病好了，又开始我行我素，最终导致一命呜呼，可悲呀！尤其是对癌症患者来说，调理应该是一辈子的事情。一个人对疾病的重视程度，决定身体向好或坏的方向发展。

我在山里的时候，经常走几十里的山路去采药。一次路过一个偏僻的村庄，到一农户家里讨水喝。这家主人非常热情，在与我聊天的过程中，我发现这个人说话的声音嘶哑，气色也很差。我猜测此人应该患有重病，就问旁边的老婆婆。她长叹了一口气："唉！命苦啊，我们家这个死鬼，命不好，得了癌症，人家说没得治了，等死了！"

原来，这个农户家的男主人患上了食道癌，医院说是到了中晚期。这家人穷，听医院里说治病要花好多钱，而且即使治疗，也只能多活几个月，索性就回家了。这位老婆婆告诉说，现在他老伴吃饭的时候很痛苦，吞咽的时候会有疼痛感，吃不了硬饭，平时喝一些粥、米糊之类。

"那你知道你老伴怎么患的这个病的吗？"任何疾病的发生都应该有一定的根源，这个男人也不例外。"我想可能跟他年轻时不注意身体有关，他年轻的时候常在山里面砍柴、砍树，每次上山，就带几个馒头，渴了就喝口泉水。那时他经常胃痛，他就一直忍着，疼得厉害了，就到乡里医务所，拿些止痛片吃。拖到现在，岁数大了，一检查竟然是癌症。"

听老婆婆讲完，我非常同情他们的遭遇，决定帮帮他们。癌症是个慢性病，这种病多活三五年没问题，有的拖个十年二十年的也有。如果愿意，你们可以按照我给你们的方子调理。"在得到他们的肯定回答后，我给他们写了几组调理方：

第一，排毒茶。我发现，他们村子边上有很多的白花蛇舌草、鱼腥草，家里都种着冬瓜，所以就让他们取均量的新鲜的白花蛇舌草、冬瓜皮、茅根、鱼腥草，每天煮水喝。

第二，道家养生茶。用糙米、黑米、大麦、枸杞做成养生茶（见道家养生茶），做得浓一些（正常米和水的比例1：8，严重的时候可以将比例调为1：5），每天当茶大量喝。

第三，喝蜂蜜和蜂王浆。蜂王浆一个星期最少喝一次，蜂蜜要每天喝，无论是喝蜂王浆，还是蜂蜜，都加一些姜汁，用温水调开后，早上空腹喝。

第四，一定要吃新鲜的食物，不吃剩菜。咸菜、腌肉、茶、酒、狗肉、牛肉、羊肉、凫鸭肉、鹅肉、海鲜坚决不能吃，也不能喝生冷的水。

第五，平时要注意休息，按时作息，不能太劳累，每天晚饭后，休息半个小时，散散步。

大概又过了七八年，一次，我有机会再次路过这个村子，又遇到了那位老婆婆，她告诉我，老伴上半年去世了。她说，老伴按照我的方法，开始坚持得很好，五六年以后，身体恢复得差不多了，就不太注意了，生活习惯又回到了以前，开始抽烟喝酒，结果因病情加重去世了。

人总是好了伤疤忘了疼，生病的时候，对自己所做的事追悔莫及，可等病好了，又开始我行我素，最终导致一命呜呼，可悲呀！尤其是对癌症患者来说，调理应该是一辈子的事情。一个人对疾病的重视程度，决定身体向好或坏的方向发展。

【求医录】

患者问：

请问胃癌患者可以用以上的方法调理吗？

铁牛老师答：

醋泡大蒜调理胃癌：胃癌患者，用大蒜泡在醋中48~72小时，每天吃七八颗，很多胃癌初期、中期的患者，吃了这个,效果都很好。

鸡内金调理胃癌：还可以用鸡内金（晒干）、薏米，以3：7的比例，磨成粉，每天早中晚，调水冲服。对各种癌症都有帮助。

4

保护好“娇嫩”的器官——肺

肺需要呵护：新鲜空气，润肺食物

肺是人体的娇脏，是人体最易失守的一道防线。延长寿命的关键就是护肺，保养肺脏应养好脾胃、扶固肾气。

中医称肺为“华盖”。我们可以用个形象的比喻来说明肺的作用，它就好比是一把雨伞，为五脏六腑挡风遮雨。由于位置特殊，所以很容易受内外因素损害，是人体最“娇嫩”的器官。好多传染性疾病，首先侵犯的就是肺，比如前几年流行的非典、甲流、禽流感等。

近年来，肺病的发病率高居不下，其原因主要有以下几点：

第一，汽车尾气、烟尘、工业污染，使城市的空气质量下滑，肮脏的空气严重伤害肺脏的健康。

第二，吸烟人群的有增无减。吸烟不仅危害自己的身体，也会对他人造成伤害。吸烟是慢性支气管炎、肺气肿和慢性气道阻塞的主要诱因之一。

第三，不良的饮食方式。有些人喜欢吃过甜、过腻、过油的食物，这些食物会造成体液黏着，痰湿淤毒从肺部排出来的时候，就会出现咳嗽、排痰、哮喘等症状。

第四，肾脏耗损过大。肾脏能够为肺提供津液和能量，肾元耗损、身体过度疲劳，首先就会体现在肺上，出现排痰增多、咳嗽、哮喘等症状。

肺是人体的娇脏，是人体最易失守的一道防线。延长寿命的关键就是护肺。肺的养护可以从以下几个方面入手：

第一，改变生活环境，避开污浊的环境，或做好防护措施，养成快吸慢吐的呼吸习惯，加大肺活量，学会调息。

第二，每周两次用猪肺、花生、黄豆煲心肺汤喝，以滋润肺部。

第三，定期喝猪血汤，放一些花椒。

第四，经常用白木耳、莲子（带芯）、花生米做羹吃，多喝一些山药汤，以增加脾胃运化；应季的水果打汁饮用，来滋养肾气。

最后，多到山边、河边、森林等氧气充足、负离子多的地方走一走，做一做深呼吸，使肺部充分地舒展。

另外，按照中医的说法，肺在五脏中属金，金生水（肾属水），土（脾属土）生金，所以，保养肺脏应养好脾胃、扶固肾气。

【求医录】

患者问：

莲子银耳汤、百合蒸鸡蛋怎么做比较好呢？

铁牛老师答：

莲子银耳汤：用银耳（白木耳）、莲子（带芯）、枸杞、几颗红枣（去核），起锅前加冰糖，或起锅后加蜂蜜即可。具有润肺的效果。

百合蒸鸡蛋：用鲜百合一个，切碎，加鸡蛋一个或两个，绞碎拌匀，加入少量水，加一些姜汁，隔水蒸，可参照鸡蛋羹的做法。对润肺、止咳往往有奇效。

调理肺病要扶正固本

调理肺病一定要扶正固本。扶正就是扶助正气，固本就是调护人体抗病之本。通过扶正固本以促进生理机能的恢复，简而言之，就是增强免疫力。

肺乃娇脏，天气变化、大气污染、不良的生活习惯，都会导致肺病的发生，在这一节，我将详细地跟大家说一说肺炎、哮喘、肺气肿的调理。

1.肺炎、哮喘的饮食方子。

我的一个朋友患哮喘已经多年了，最近天气变化，又染上了肺炎，这让本来就比较娇嫩的肺脏，更加吃不消了。一天，朋友找到我，请我帮忙给他调理一下，于是，我给了他一些饮食方子，让他试一试。

首先，每天喝蜂王浆、莲子羹，选用的莲子必须带芯的，起锅时可以用冰糖或蜂蜜来调配。

其次，每周喝两次用猪肺、花生、黄豆煲的“心肺汤”。

再次，冬瓜破开两半，把500克泥鳅处理好后（最好带血）放入冬瓜，把瓜合在一起，蒸三四个小时。可用来滋养肾气，滋阴效果明显。

最后，经常用枇杷叶煮水喝。

2.肺气肿的调理，润肺养肾是关键。

肺气肿是老年人的常见病，病人只要一动，就会气喘吁吁。在中医中，肺气肿是喘症的一种。肺气肿的病人多伴有多年的慢性支气管炎、哮喘、咳嗽、咯痰等症状。肺气肿的调理，我一般采用的方法是润肺、养肾。

常吃百合鸡蛋。用百合、鸡蛋、姜汁，隔水蒸。如果肺有问题，有的人吃了会不舒服，这是触及病根的自然反应，也叫好转反应。

还有，萝卜切成丁，放入纯蜂蜜（必须是原汁蜂蜜），浸没，待萝卜蔫了，丢弃萝卜，用蜂蜜调水喝，能促进呕痰、排痰。

最后，每天饮用“养生茶”、“排毒茶”。养生茶可以帮助运化、滋润肺部，扶固肾气；排毒茶能够清理体液中的垃圾。

特别提醒大家一句，有病要早治，莫养成大患。如果肺炎、肺气肿、哮喘没有得到有效的治疗，拖延下去，就可能加重、恶化，甚至转为肺癌。

【求医录】

患者问：

我是一个哮喘病人，请问像我这样的病人，能吃辛辣食物吗？我平时特别喜欢吃辣，还喜欢吃一些油炸食品。

铁牛老师答：

不可以，应该忌辛辣油腻的食物。肺病属于急性热病，辛辣的食物更容易化热伤津，使病情加重。油腻的食物也会生内热，使肺气受阻。

肺病的调理，首先要从脾胃入手

中医看病最大的特点就是追本溯源，所以，不懂中医的人是很难理解肺病为何需调理脾胃的。

前两年，我在深圳的《大家讲坛》讲课，有个中年人问我："我得过肺结核，吃了多年的药，结果肺结核没治好，肝、肾却不行了，连做男人的尊严都没有了。这是为啥呢？"

我解释说："药物能治病，也能致病。长期服用治疗肺结核的药物，会影响肝、肾的排毒，肝、肾功能下降，自然会影响到夫妻性生活的和谐。"

后来，这个中年人来找我，跟我详细讲述了他患病的一些情况。他41岁，10年前患上了肺结核，吃了10年的药，结果是越吃药身体越差。我一边听他叙述，一边仔细打量他：非常清瘦，面色黑黄，背微驼，无精打采的，看上去要比实际年龄大很多。

中年人是家庭的顶梁柱，这样病歪歪的，不仅要承受身体上的病痛，心理压力也是非常大的。通过和他沟通，我建议他采用道家的自然调理法。这个方法简单实用，也很经济实惠。

第一，萝卜蜂蜜。每天早上用蜂蜜和白萝卜（150~200克）泡水喝。白萝卜切丁，用蜂蜜浸泡一个半小时，把白萝卜丢弃，用蜂蜜泡温开水，每天早上空腹服一次，中午、晚上各服一次。待病症减轻后，早上服一次即可。有助于促进肺部排痰。

第二，莲子银耳羹。用莲子、银耳、黑木耳、枸杞炖羹，起锅时加蜂蜜或者冰糖，每天吃一次。

第三，服用养生茶，用来调理脾胃。

他按照我的方法调理了不到一个月，又来找我，激动地握着我的手：“张老师，我发现精神好多了，还找回了做男人的尊严！”我告诉他，这是肾气起来了，说明身体正在逐步好转。

看到他的身体有了好转，是我最开心的事情。我告诉他，虽然已经有了效果，但切不可半途而废，一定要坚持下去，要多喝水，多吃应季的水果，生津液，因为肺喜润恶燥；千万不要让空调对着吹，因为肺属娇脏，最容易受损；要经常泡脚；适量运动，每天顺着河边散步一千米。

按照中医的说法，肺是娇脏，很容易生病，而且还常常是大问题，肺结核就是其中之一。

最要命的是，肺结核很难彻底治愈，调理不好很容易复发。

另外，肺生病了，还会牵扯无辜，因为五脏是相生相克的，土（脾）生金（肺），脾胃不好，会影响肺；金生水（肾），肺不好又造成肾水不足，对肾功能造成影响。

因此，肺结核的调理，首先要从脾胃入手，这是根本，恢复了脾胃的运化功能（养生茶），再配合萝卜蜂蜜促进排痰，莲子银耳滋润肺部，用水果汁滋养肾，再加上适量的运动，即可逐步恢复身体机能。

【求医录】

患者问：

感冒过敏引起的干咳，老是好不了，晚上还会咳醒，怎么办？

铁牛老师答：

芝麻、木耳各10克捣烂，冰糖适量，冲开水喝，早上空腹吃，3天就可治愈。注意：忌食鱼腥、过咸的食物。

咳嗽也是在排毒

人们几乎都认为，咳嗽不是个“好事”，其实这是一种误解。咳嗽是保护呼吸器官的一种生理反应，它可以把身体里边的脏东西排出来，可以说，咳嗽也是一种不错的排毒方式。

在中医中，非常重视“痰湿”这个概念。可能多数人认为，人只有咳嗽了，才会产生痰。其实不然，痰本身就存在于人的身体之中，称之为痰湿之毒。如果不将它排出来，就会在身体中沉淀下来，久而久之，发展为疾病。

有一位张女士在我这里做调理时，闲聊之中，谈起她的婆婆。她的婆婆前一年因肺癌去世了，可是令她纳闷的是，婆婆从不抽烟，居住的环境也没有什么污染，为什么会患上肺癌呢？详细询问之后，发现她的婆婆有一个爱好，就是喜欢吃煎炸食物，煎炸的食物在身体里很容易形成痰湿之毒，这应该是导致她患上肺癌的重要原因。

偶尔咳嗽一会儿，排排痰，对身体是有好处的。我的一位朋友喝了一周的猴儿玉液，一周后，这个朋友问我："老师，你这个猴儿玉液好奇怪，喝一杯，几分钟就感觉嗓子里有痰，有些难受，不喝就没事。"

我解释说："这说明你身体里有很多痰湿，猴儿玉液帮你升阳的同时，把痰湿排了出来，这对身体的恢复是有帮助的。"我的这个朋友原先患有严重的湿疹，又继续喝了几周，痰排净了，湿疹也好了。

有时候我们会发现嗓子里有痰，很不容易排出来，那该怎么办呢？我们可以请食物来帮忙，比如下面的方子，就很管用。

第一，多吃滋润、生津、加快排泄运化的食物，比如，用莲子（带芯）、花生、枸杞煲汤煮水喝。

第二，用萝卜蜂蜜（萝卜切丁，泡在纯蜂蜜中半小时，然后丢弃萝卜，用剩下的蜂蜜调水喝）也能够促使排痰。

第三，咳嗽比较厉害的话，可以用百合、姜汁加鸡蛋，做鸡蛋羹吃，具有止咳的作用。

排痰看似与肺有关，其实这只是一个方面，很大程度上与肾气、心肺之气直接关联。肾气充盈，就能促进排痰。刚才我介绍的排痰食疗方法，在补足肾津的同时，还能增加肺的宣泄，对于排痰有很大的帮助。

【求医录】

患者问：

我家小孩一到秋天，就容易咳嗽，有没有什么办法可以调理呢？

铁牛老师答：

可以做秋梨冰心饮给孩子食用，将梨从齐颈处切开，去核，放入冰糖10克，盖好，放入小碗内隔水蒸1小时，连皮连水吃完。每天2次，连服3天。

久咳不愈，根源是肾气不足

有些人常年受咳嗽、哮喘的侵扰，每次发病，吃点止咳药，就有点效果，但用不了多久，烦恼又来了。这说明问题不在肺上，而是在肾上，肾经虚弱也会久咳不愈。只有在润肺的同时，扶住肾气，才能养好病。

说到咳嗽、哮喘，大多数人会想当然的认为是肺出了问题，其实不然。深圳的各个社区经常邀请我去讲课。有一位老大爷，姓林，60岁出头，他问我，“我怎么老咳啊，都咳了几年了，吃什么止咳药都无济于事。”

我仔细观察这位老伯的面部，发现他脸色偏黑，耳朵发干，耳朵上的皱纹明显，头发干枯，很显然，这是肾气虚弱的表象。

于是，我对他说：“林老伯，你虽然表现出来的是肺部症状，但根源在肾。你细细想一想，是否还有其他症状，比如腰疼、失眠、耳鸣。”林老伯想了一会儿，告诉我：“哎呀，是啊，我天天都腰痛，睡眠不好，有时还有耳鸣。”

这说明林老伯的肾确实很虚弱，要解决咳嗽的问题，就必须先调好肾，肾调好了，咳嗽的问题也就随之解决了。于是，课堂上，我就告诉了他一套调理方法:

第一，每天早上用白萝卜切成丁，泡在蜂蜜里半个小时左右，萝卜发蔫即可，然后倒掉萝卜，用剩下的蜂蜜调水喝，每天早中晚各喝一次，连喝21天，具有排痰的作用。

第二，每周炖一只鸡吃，放些党参、黄芪、枸杞、红枣，连吃八次。

第三，每天喝一点黄酒，要烫热再喝，以增加身体运化，促进肾气升腾。

第四，每天空掌拍拍腰肾，或者用双掌快速搓腰，把肾搓热，用以固肾。

另外，我特别嘱咐他，在调理期间，绝对不能有房事，要固住自己的肾气。

半个月后，我接到林老伯的电话，他挺高兴："你给我的方法管用，咳嗽的症状明显减轻了。"尔后，我让他每天用百合（最好是新鲜百合，干品也可以），加上鸡蛋、一点姜汁蒸着吃，一天一次。

又过了半个月，林老伯再次给我打来电话，他告诉我："我一点儿都不咳了，真没想到，五年的咳嗽，一个月就调理好了。"

我告诉林老伯的这个方子，其根本就是调理肾、强肾，通过鸡汤、黄酒、拍肾把肾气扶起来，要求他禁欲三四个月的目的在于固住肾气，再通过萝卜蜂蜜排痰，最后用百合鸡蛋帮他润肺。

通过这个案例，我想告诉大家的是，"肾气足百病除"，大多数长期咳嗽不完全是肺的问题，根源是肾气虚弱，肾津不足所致。

【求医录】

患者问：

长期哮喘是不是也与肾气虚弱有关呢？

铁牛老师答：

是的，哮喘和咳嗽一样，并且哮喘往往是肺气、肾气更弱的表现。

患者问：

风寒咳嗽、虚寒久咳，该怎么办?

铁牛老师答：

把新鲜生姜切3~5片，不要过厚，加适量核桃和红糖拌匀，分3次服下，止咳效果明显。另外，大蒜数瓣捣烂，加冰糖或白糖（红糖忌用）适量，用沸水冲泡，温服，可以止咳化痰，对各种原因引起的咳嗽，如小儿百日咳、老人痰咳、伤风咳、肺痨均有疗效。

肺癌的调理从脾胃入手

肺癌的调理，不能单一化，不应该仅从清肺润肺入手，而应该进行综合调理，以增强体质为根本，首先就要调理好脾胃。只有脾胃的消化吸收功能增强了，才有战胜病魔的能量。

中医讲“你原来得过什么病，伤害到哪里，将来还有可能伤害到哪里”。比如，有些人小时候容易因感冒引发肺炎，如果治疗不及时、不彻底，很容易在下次感冒时再次引发肺炎，长大后，就应该注意肺部保健。

提到癌症，很多人会大惊失色，因为在多数人眼里，癌症就等于死亡。其实，癌症并不像大家想象的那样糟糕。癌症是人体的最后一道防线，从某种程度上说也算好事，西方医学家认为，肿瘤是血液的过滤器、净化器，如果没有肿瘤，患者就会因坏血病迅速死亡。

关于癌症的调理，我认为不能单一化，而应该进行多方面、综合性的调理，肺癌的调理同样如此。调理肺癌，我通常以滋润脾胃、升阳、提升机体的自然免疫力为主。在五行中，肺属金，土生金，所以，肺癌的调理首先从脾胃入手，脾胃吸收好了，运化能量有了，阳气升腾上来了，肺部的修复能力就会增强。

我曾接触过这样一位患者：50多岁的中年男性，小的时候患过肺炎，青年时患过肺气肿，吸烟成性，有几十年的吸烟史。一年秋天，他发现咯血，并伴有背部疼痛，经医院检查，确诊为肺癌晚期。他找我来做调理，我嘱咐他一定要接受医院的正规治疗，然后配合调理，增强体质，延长寿命。当时我给了他几条建议：

第一，改变生活习惯。充分休息，禁烟，远离空气肮脏的环境，平时多到山边、河边、森林等氧气充足、负离子多的地方走一走。

第二，萝卜切成丁，放入纯蜂蜜（需原汁蜂蜜），淹没，待萝卜蔫了，丢弃萝卜，剩下的蜂蜜调水喝，一天三次，促进肺部排痰。

第三，用银耳、杏仁、莲子、枸杞、冰糖、花生米每天炖汤喝，杏仁能止咳，花生米能帮助肺部宣泄、肃降。

第四，每天大量喝养生茶、排毒茶，养生茶可以帮助脾胃运化、滋润肺、扶固肾气；排毒茶能够清理体液中的垃圾。

第五，最好全素饮食，肉食尽量不吃，特别是牛、羊、鱼、狗、鹅、兔肉更不能吃。

另外，我还特别提醒肺癌患者，坚决不能再过性生活。因为肺肃降功能缺失，无法控制肾的收敛，阳气很容易升腾，从而导致病情恶化。

至今这位患者已经带病生活三年了，病情基本得到了控制，大大提高了生活质量。

【求医录】

患者问：

肺癌患者多吃哪些食物有利于病情的恢复呢?

铁牛老师答：

平时可以多吃富含维生素A、维生素C及清肺润肺的食物，如胡萝卜、葡萄、百合、慈姑、炒杏仁、白果、核桃仁、芦笋、罗汉果、枇杷、梨等。

5

肾脏健康，则身体强壮

健康长寿，关键在固住肾元

中医认为，肾为先天之本，生命之根。我国最早的医学巨著《黄帝内经》中提出："肾者，封藏之本。精之处也。""人始生，先成精。""夫精者，身之本也。"打个比方说，肾就好比是树之根，只有本固，才能枝繁叶茂。

中医认为，肾乃先天之本，固住肾元保住命，这说明肾对维持身体健康是非常重要的，那么，肾对身体有哪些作用呢？

首先，肾是存储先天元气的地方，先天元气我们叫做肾元，肾元是生命之本。先天元气虚弱，人就容易生病，而且寿命多不长。

其次，肾有解毒功能，它能把血液中的毒素分解，然后以尿液的形式排出体外。（其实五脏中每一个器官都有解毒功能，只不过各自在运化的不同阶段作用不同。）

再次，肾有平衡人体酸碱度等作用。肾是脏腑中工作负荷最重的器官之一，身体的任何部位出现问题，肾都会敏感地觉察到。

如今，肾病的发病率逐年上升，其最主要的原因就是过度透支先天元气，造成肾元不足，从而疾病缠身。先天元气，从人出生那刻就已经成为定数，耗完了，生命也就结束了，没有灵丹妙药能够补回来。打个比喻，先天元气就好比煤炭、石油，是不可再生资源，人们一定要省着点用。

现在人们的生活水平大大提高了，按理说，吃得好，喝得好，人们的健康状况应更好，事实却是物质越丰富，人的欲望越大，先天之气耗费得越快，人们的健康状况越令人担忧。

深圳曾经进行过一次社会调查，寿命最长的老人有111岁，百岁以上的老人有90多个，调查发现，这些长寿老人家庭并不富裕，饮食上以粗茶淡饭为主，而且都爱运动，心态较好。

那么，如果我们已经肾虚了，是不是就不可救药了呢?当然不是，只要没有耗到枯竭，还是有机会的，就像我们的积蓄用多了，但只要没用完，把散落的钱收回来，避免不必要的支出，回归简单的生活，一样可以活得长久。

养好肾元，首先就要增强肾的固摄力，少消耗，多吃五谷杂粮，按时作息，改变不良生活习惯，让自己回归到自然和谐的生活轨道上来，从而达到长寿的目的。

特别提醒大家一点，养好肾元是循序渐进的过程，没有捷径可走，千万不要认为吃大补之药就能提速，殊不知，这会大伤身体，反而使先天元气消耗过快。像人参、鹿茸、虫草这些补药，吃了之后好像阳气升起来了，其实那是表象，实际上会更多地调用肾元、耗费肾气元。

【求医录】

患者问：

最近半年，我的头发白了很多，我想问一下是不是与肾有关呢？

铁牛老师答：

有这种可能性，中医认为“肾藏精，其华在发”，而且“肝藏血，发为血之余”，所以头发能反映我们肝、肾的健康状态。

对于这种情况，可以用何首乌1500克，老山参100克，泡白酒2500克，15天后，晚上睡觉时喝50克，对白发变黑很有效。

养肾即养生

中医认为，肾为先天之本。肾脏健康，则身强体壮，肾脏虚弱，则会疾病缠身，甚至危及生命，所以，我认为百病归元，养肾即养生，只有懂肾、爱肾，才能健康长寿。

我常讲“百病归元”，也就是说各种疾病都与肾元不足息息相关，肾元足，则脏腑强；肾元不足，则脏腑弱。所以，人在患病之后，首先就要休息好，减少肾元的消耗，否则，就会加重病情。我认识一位矽肺病患者，在生病期间，依然不注意休息，耗损体力，结果导致病情恶化，最终医治无效死亡。

调理肾脏是中医治病的一个重要入手点，中医认为，固本还元是治疗各种疾病的基础，肾脏好了，元气充足了，百病自然消除。一般我在调理疾病时，首先要做的一件事就是固养肾气。

我曾经采用固养肾气的方法帮一位妇女调理风湿和颈椎

病，仅调理了三个月，不仅使她的风湿病、颈椎病有了明显改善，而且皮肤光亮了，气色红润了，精力也旺盛了，这就是肾元充足的表现，可谓是牵一发而动全身。

肾乃先天之本，肾脏出了问题，就会使整个身体处于瘫痪的状态。肾脏不好的人通常会表现为口干、四肢无力、水肿、易疲劳，女性会痛经，男性会出现阳痿、早泄、性无能等现象。对于肾脏的调理，可以概括为八个字：扶阳、固阳、壮阳、还阳。

扶阳：对于肾虚弱的人，首先把阳气（肾元）扶起来，把体内散乱的阳气收回来。

固阳：就是指改变不良的生活习惯，不过多地耗费肾气，稳固好刚刚扶起来的元气。

壮阳：在固住元气的基础上，壮大它，吃些有营养的东西，把身体补上来，增强脾胃后天之气，滋养肾元。

还阳：最后回归到自然的状态——婴儿的状态，婴儿是纯阳之体，阳气充盈。

调理肾脏，可以泡脚、泡澡、暖足，食长寿玉液、黄酒煮鸡蛋、枸杞桂圆汤、黄芪枸杞茶，这些方子都有扶阳、固阳、壮阳的作用。

另外，调养肾脏，还需要打通身体的淤堵，把血液中、肾脏中的垃圾排除掉，让人体运化顺畅起来。按照中医的说法就是通淋利尿，通过排尿来排出身体里的毒素。通过泡脚、泡澡、运动，促进排汗，然后再通过大量喝水，促进排尿，就是一种非常不错的排毒方法。

现在有些人一听说肾虚，就想当然地认为，虚就应该补，于是拼命地吃补品，其实，这种做法并不可取，身体已经淤堵了，无论你吃多少，身体根本吸收不了，反而是越吃越堵。

【求医录】

患者问：

一段时间以来，我总是感觉腰酸背痛，会不会是肾虚了呢？

铁牛老师答：

不一定，腰酸背痛的原因有很多，除了肾虚，还可能是肾结石、肾积水，或者是肾衰竭等疾病。

对于肾功能不足,可以用敷肚脐法：生姜、五倍子、桂枝均量，捣烂，加一些蜂蜜，敷在肚脐上。

肾虚，补不回来

现在电视上、报纸上，关于肾虚的广告铺天盖地，虽说这有些夸张，但是现代人普遍肾虚却是事实。

三年前，一位事业有成的男士来找我。他无精打采，身体有些虚胖，皮肤粗糙。

他告诉我，他从二十多岁就做IT，一直到现在三十八岁，几乎没有好好休息过一天，大脑总是保持高度的紧张。过度的劳累，使他的身体每况愈下，经常耳鸣，睡觉睡不踏实，腰酸背痛，冒虚汗，半夜还会口干舌燥。

“你要注意了，可不能为了赚钱折了老本。”“哎！以前觉得自己年轻，没什么，现在明白这个道理，有些晚了，我现在就是小便都力不从心了，一次要两分钟，而且老有尿不净的感觉。”

通过他叙述的情况，我分析他这是肾虚。

我告诉他：“壮阳只能靠自己，我只能试着帮你调理，逐步让你的身体和肾脏恢复健康，在调理前，你首先要改变不良的生活习惯。”

第一，多吃五谷杂粮。要远离山珍海味，多亲近五谷杂粮。

第二，喝养生茶，每天两次，早上喝的时候加点蜂蜜，有助于排毒。另外，要远离咖啡、茶，尤其是绿茶一定要戒掉，这些东西虽可以提神，但对肾气的损耗是比较严重的。

改掉不良习惯以后，我又针对他肾亏损严重的情况，制定了一套调理方法：

第一阶段，用枸杞、黄芪，再适当放一些党参、当归，头21天每天煮水吃一次。

第二阶段，21天以后，每天早上用黄酒煮鸡蛋吃。

第三阶段，每天做一些俯卧撑，然后，双掌握空掌，拍打自己的肾脏。

大约三个月左右，他告诉我，他感觉舒服多了，睡眠质量提高了不少，最令他激动的是，每天早上会有晨勃了。我鼓励他再接再厉，继续坚持。六个月后，他来找我说，现在腰不痛了，精力也充沛了，酒、烟、咖啡彻底戒了，茶也很少喝。为了巩固疗效，我又给他拿了一些清体、排毒的排毒茶，让他定期服用。

现在电视上、报纸上，关于肾虚的广告铺天盖地，虽说这有些夸张，但是现代人普遍肾虚却是事实。那么，为什么会出现这种情况呢？主要与人们的不良生活有关，比如，夜生活、纵欲过度，生活不规律，很晚不睡觉，工作中长期精神紧张，大脑得不到休息，久坐不动，没有节制地饮酒，这些都会对肾造成严重伤害。

肾虚分为肾阳虚和肾阴虚，其实无论哪种情况，都可以归结为肾元气不足。肾就是存储先天元气的地方。道家讲“先天元气”，先天元气是一切生命之本，这是从娘胎里带来，仅此一份，一旦耗费将无法补偿。

所以，肾虚只能通过扶阳，把身体里散落的元气收回来；接着固阳，固住肾元，使之不过多地丢失，然后才能升阳气，最后还阳，简单地说，就八个字：扶阳、固阳、升阳、还阳。

服用青竹叶煮水，排尿不再困难

排尿困难是一种痛苦不堪的事情，尿不出，尿不净，有疼痛感，这些会给人们日常生活带来许多不便及难言之隐。排尿是人体排毒的一种方式，排尿困难长期得不到有效的治愈，就会影响毒素的排出，为疾病的发生提供可趁之机。

一天，一位朋友打来电话，很着急，说话都有些语无伦次，仔细听过之后，才明白其中的原委。事情是这样的：朋友的妹妹患上了尿毒症，排不出尿来，医生建议导尿，但他担心这样会使排尿更加困难，于是，就给我打来电话，寻求帮助，并再三说十万火急。

我赶紧告诉朋友："你先别着急，赶紧采一斤青竹叶回来，煮一升水，给她喝下去。"朋友照我的方法做了，待他妹妹喝下之后几个小时，尿就排出来了。

一般遇到排尿困难的情况，我都是从利尿、固住肾气、消炎几个方面综合调理。利尿的方法有很多，比如，用冬瓜皮、玉米须、赤小豆煮水，海带、绿豆煮水，这两个方法都能起到通淋利尿的作用。刚才介绍的青竹叶煮水，对尿路感染的人也有一定帮助。

顺利排出尿，这只是第一步，接着要固肾元。可以吃一些核桃，一天吃三个（晚上盐焗、早上生吃），就可以把肾气慢慢固住，有助于缓解尿频、夜尿的情况。特别提醒大家一点，无论男女，在调理期间一定要禁止同房，按时作息，防止劳累，以免继续消耗肾气。

第三步，扶肾气，可以用黄芪、枸杞煮水服用，也可以用桂圆、枸杞煮肉汤、鸡汤、鸽子汤，这些都有扶养肾气的作用。

第四步，消除炎症。用鱼腥草、车前草、马齿苋等煮水服用，都具有消炎的作用。不过，建议大家，有了炎症，还是去医院做个检查，口服西医的消炎药，效果会更直接。

一般情况下，调理两三天后，尿就会通畅起来，颜色变淡，尿频现象也会减少。

【求医录】

患者问：

我今年快80岁了，每次排尿都不顺畅，尤其是坐久了，排尿就更加困难了，这是为什么呢？

铁牛老师答：

人老了肾气不足这是很自然的现象，久坐也会造成排尿困难，因此老年朋友应该适当运动。天气适宜的时候，最好每天早晚都出去散散步，边走边拍打一下腰肾，这对缓解排尿困难有一定的帮助。

慢性肾炎的食物调理法

对于肾病患者来说，除了要接受正规的治疗外，注意平时的调理也是必不可少的。通常这类患者的调理以通淋利尿、滋养肾气、稳固肾元为原则。

肾病的种类有很多，包括急性肾炎、慢性肾炎、尿毒症等。对于肾病患者来说，除了要接受正规的治疗外，注意平时的调理也是必不可少的。我在帮人调养身体的过程中，遇到的慢性肾炎患者较多，通常这类患者的调理以通淋利尿、滋养肾气、稳固肾元为原则。

在讲调理方法之前，我们首先来认识一下慢性肾炎。慢性肾炎的常见症状有小便困难、血尿、蛋白尿、全身无力、性生活质量下降等，严重的还会出现水肿。

一般，慢性肾炎的治疗周期较长，彻底治愈的可能性不大，如果能够配合日常调理，对患者康复是非常有帮助的。

有一位24岁的小伙子，还没有结婚就患上了慢性肾炎。他家里人非常着急，担心因为这个病会影响小伙子下半生的幸福，于是，他的父亲找到我："张老师，你能不能帮我儿子调理一下呢？"

我详细询问他儿子的情况。他告诉我，他儿子虽然只有24岁，但看起来像个小老头，背都驮了，脸上水肿严重，看过很多医生，中药、西药吃了不少，平时也吃一些补品，但都没有本质的改观。结合小伙子的情况，我给他父亲提出了一些调理建议：

首先，一定要注意休息，不能熬夜，更要节欲保精，以固住肾气。

其次，车前草（新鲜的用量为150克到500克，干品减半）用淘米水泡一个小时，然后煮水喝，每天喝三次，用来通淋利尿。

再次，用赤小豆、冬瓜皮(或用生姜的皮）煮水吃；也可以用鲫鱼和白萝卜炖汤（油不要过重）吃；冬瓜皮直接煮水喝，有去水肿的作用。

另外，平时多用瘦肉加枸杞炖些汤喝，或黄芪、枸杞炖鸡汤，以滋养肾气；条件允许的话，可以将泥鳅洗干净后，用开水烫杀，然后晒干或在锅里焙干，磨成粉，加黄酒，每天吃两至三次，每次5克，对滋养肾阴非常有效。

两个月后，这位孩子的父亲打来电话，他说孩子面黄肌瘦、无精打采的情况有所改观，去医院检查，各项指标也都有所下降。三个月后，我让他调整一下药量，车前草改为隔天一次。至今，这位患者的情况都保持得不错，病情没有再加重。

一般情况下，慢性肾炎患者在调理三个月左右，都能使病情得到一定的缓解，但后期一定要注意保养，才不致使病情恶化。

【求医录】

患者问：

我想了解一下，除了以上介绍的方法外，还有哪些食物对肾炎的治疗有辅助作用?

铁牛老师答：

还有一些食物，如把马齿苋压出汁，加一些白糖饮用或拌蜂蜜喝；玉米须、绿豆汤、海带汤对慢性肾炎通淋利尿也是有帮助的。

患者问：

我老是感觉腰痛，医生说我是肾亏造成的，您有没有什么方法帮我？

铁牛老师答：

一般肾亏腰痛或者妇女产后腰痛，可以用韭菜籽半斤，炒黄，碾成粉末，每天10克用淡盐水送服，服用时禁房事。

膀胱炎的营养调理法

治疗膀胱炎首选的药物就是抗生素，虽然效果明显，但长期使用抗生素会产生一定的副作用，所以，病情较轻或者是慢性膀胱炎患者不妨采用食物调理，通淋利尿、扶固肾气，也能取得不错的效果。

上个星期，我的一个朋友打来电话，他说他妈妈膀胱炎的毛病又犯了，尿频、小便困难，非常难受，问我有没有好的方法解决。我朋友的妈妈今年快70岁了，50多岁的时候，就患上这个毛病，由于农村卫生所的医疗条件不好，所以，没能得到很好的治疗。

听完他的叙述后，我建议他到田里找一些车前草、鱼腥草煮水喝，每天两三杯。喝了两天后，朋友给我打来电话，说他妈妈的情况有所好转，但还是不太舒服。于是，我又让他加点金钱草。我之所以开始没有推荐给朋友，是因为金钱草偏寒，我担心老人的脾胃吃不消。这样又喝了三天，老人尿痛的毛病是解决了，但依然尿频，还伴有腰痛。

综合老人的一系列情况，我判断老人不应该只是患上膀胱炎这么简单，应该是因长期患有膀胱炎导致的肾虚。通过与朋友的进一步交谈，我了解到最近老人一直忙于女儿的婚事，没能好好休息，才导致病情加重。

于是，我又告诉朋友两个养肾的方法：用桂圆、枸杞炖排骨汤、鸽子汤、鸡汤给老人服用；晚上老人腰痛的时候，用电吹风吹肚脐。

调理膀胱炎和调理肾病有许多相似之处，基本原则都是“通淋利尿”和“扶正肾气”。在给老人调理的时候，我用到了车前草和金钱草，其作用都是利尿通淋，也有利于消除炎症。鱼腥草具有消炎的作用，桂圆加枸杞炖排骨汤是为了扶正肾气、升阳。

几天后，我打电话告诉朋友，不要再用桂圆做汤，因为桂圆升腾太快，改为单用肉汤、鸡汤，逐步把身体养好巩固住。

后来，朋友不解地问我：膀胱炎不是炎症吗？怎么滋补一下就好了呢？我告诉他，膀胱炎除了炎症外，也是肾虚导致的障结，肾动力不足，就会感觉尿出不来，尿长时间淤积在肾脏里面，就会变质，造成酸性过多，从而损害肾脏的解毒和过滤功能，产生蛋白尿、血尿。

急性膀胱炎症还是要到医院去检查一下，医院里做正规的消炎治疗还是必要的，不能任其发展。上述调理的方法也可以在正规治疗的同时，帮助病人恢复时使用。

【求医录】

患者问：

我晚上经常有夜尿，要起来上厕所，有什么方法调理吗？

铁牛老师答：

这是肾气虚弱、固摄能力不强的表现，可以每天早上吃几个生核桃，睡觉前吃几个盐焗的核桃，两三天就能好转。

患者问：

我得了尿道炎，尿不出来很难受。该怎么办呢？

铁牛老师答：

你就用青竹叶500克，煮水喝，一天3次，大部分情况，当天就能够尿出来。

前列腺炎，用食物来调理

人上了岁数，就容易添毛病，尿频、尿急、尿不净、有疼痛感，家里的厕所成了每天去的次数最多的地方，这是很多前列腺炎老人的苦恼。如何才能解决这一烦恼呢？排汗消肿、通淋利尿、固住肾气是良策。

前段时间，我的一个朋友带父亲来找我。朋友的父亲已经患前列腺炎两年了，用列必治治疗过一段时间，但总是时好时坏，一直没有根治。老人身体已经出现了水肿，脸部、腹部都肿得比较严重，并伴有尿频、尿急、小便困难，特别是到了晚上，情况更加严重，一晚上要起床七八次。

这位老人是东北人，平时就爱吃肉，猪肉、狗肉、羊肉、牛肉都爱吃，就是不喜欢吃蔬菜。

于是，我就给他用了如下的调理方法：

第一，增加排汗和排尿。通过道家暖足方、道家清和浴的洗和泡，促进身体排汗，在排汗的同时，可以喝我们前面介绍的排毒茶、养生茶，补充大量的水分。

第二，用赤小豆、薏米煮粥吃，或者用赤小豆、冬瓜皮煮水喝，有利于消水肿。

第三，固住肾气。调理期间不能有性生活，不要熬夜，多休息。

第四，调理后期，可以用黄芪、枸杞、生姜炖些鸡汤，或者用桂圆、枸杞炖鸽子，滋养肾气。平时多吃些核桃。

两周后，老人水肿消退了不少，晚上尿频的情况也有所缓解，小便比以前顺畅多了。一段时间调理后，老人的身体状况明显好转，老人准备回东北，临走之前，我特意嘱咐他，以后要注意合理饮食，肉食和素食比例3：7划分，以蔬菜、水果、谷类为主，一定要注意休息好。

前列腺炎是老人的常见病，多与肾虚有关，常见的发病原因有：先天之气（肾元）不足，有些人天生肾元虚弱，免疫力低下；后天不节制，性生活、熬夜、工作紧张耗损过度；体液中酸性物质过多。

前列腺和男性的性功能息息相关，前列腺出现问题，也会影响到性功能，另外，它也是诱发前列腺癌的重要因素，所以，提醒大家，患上前列腺炎一定要高度重视，积极治疗，以免造成不可挽回的后果。

【求医录】

患者问：

我刚刚30岁，就检查出前列腺炎，不是说老人常患这种病吗？

铁牛老师答：

前列腺炎是老人的常见病，但不是老人的“专利”，此病也可以发生在中青年人身上。

癌症就是慢性病

说到癌症，很多人都感到恐惧，这是因为人们不了解它。其实，癌症并没有人们想象的那样凶险。

一天，多年不见的好友来拜访我，一副心事重重的样子。无事不登三宝殿，我猜好友一定是碰到难题，果不其然，他从包里拿出一大摞的检测报告。

好友说他的一个远方亲戚60多岁了，患上了前列腺癌，而且是晚期。前些天，他的亲戚看了我在电视台的讲座，托他与我联系。我拿过检测报告仔细看了看，这位病人的情况确实比较严重，他的癌细胞已经扩散到肺部。按照医院的常规治疗方法应该进行放疗，但这个病人年岁大，体质弱，担心吃不消，便想到了中医调理。

看过检测报告，我答应朋友试一试。没过两天，朋友的亲戚就登门了。他最明显的症状是全身奇痒，针对这一症状，我建议他每天坚持泡澡。泡澡可以促进排汗，汗液可以带走一部分毒素。排汗之后，要注意补充体液，我又让他喝排毒茶。那天，他出了很多汗，那可真是大汗淋漓，浴巾盖一床就湿掉一床。泡澡的同时，他也喝了不少的排毒茶。通过反复的泡澡，喝排毒茶，他身体奇痒的症状得到了一定的改善。

俗话说，“养病不忌口，跟着医生走”。除了进行有效的排毒外，我还嘱咐他饮食上要多注意，象牛羊肉、狗肉、海鲜等发物以及高蛋白、过酸、过咸的食物是不能吃的，平时多吃些新鲜的水果，大量补充津液；尽量不做剧烈运动，饭后散散步，不要让身体太劳累。

经过一段时间的调理，患者水肿的情况消失了，体形基本恢复到了原来的状况，去医院检查几次，指标都显示正常，肿瘤也得到了很好的控制。到现在已经三年多了，患者的身体没再出现异常。

说到癌症，很多人都感到恐惧，这是因为人们不了解它。其实，癌症并没有人们想象的那样凶险。癌症的发生主要是因为现代人饮食习惯、水源以及环境污染，导致体内堆积太多的酸毒。

癌症会首先表现在最弱的器官，比如肝癌、肺癌、淋巴癌。这么多年我调理了各种癌症患者，一般用的方法就是“清、调、养”。

清：清除身体各种垃圾、黏液、寒湿等毒素。

调：把受损的、有问题的器官逐步地调理和修复。

养：存储身体的元气，不要轻易散落。比如：多休息；少摄入高蛋白、高脂肪、高热量的食品。那些所谓的营养品、补品，实际上都不利于癌症患者的调养。

【求医录】

患者问：

我儿子最近有些过敏，应该注意什么？

铁牛老师答：

他的体液中酸性物质太多了，多喝一些水，最好喝甘蔗水三大杯，滋养肾液。

患者问：

水是喝得挺多了，但喝的都是汽水、饮料。

铁牛老师答：

汽水、饮料喝得越多越不好，会适得其反。

神奇的“自然透析法”

每个心脏病患者身上都常备一种药——速效救心丸，这是发病时用来救命的药。我不否认这种药物的作用，但这并不是上上策，治疗心脏病的关键还应该是长期、有效地调理。

尿毒症实际上是指人体不能通过肾脏产生尿液，将体内代谢产生的废物和过多的水分排出体外，引起的毒害。对于此病，无论是中医，还是西医，都没有较好的治疗办法。

目前，西医治疗尿毒症，会用一种非常昂贵的透析器来清洗血液。由于这种透析设备分辨能力差，所以，在清洗血液的同时，会把血液中的有益成分过滤掉。

我曾经调理过一些尿毒症的患者，在多年实践的基础上，我总结出一套独特的调理方法。

首先，我会采用饮食调理，采取利尿、收摄、固阳、排泄的茶饮，比如用茵陈蒿、苦瓜子、甘草煮水喝，可以利尿；花旗参泡水喝，以稳固肾气。

这一点与西医的治疗方法不同，西医要叮嘱尿毒症患者少喝水，甚至不喝水，因为患者的肾功能较弱，喝水会水肿，或者加重水肿。

其次，我也会采用“透析”的方法，只不过这是一种通过道家清和浴的自然透析法。采用“道家清和浴”时，要用一种专门给尿毒症患者用的泡澡液，这种泡澡液能在常温下让患者大汗淋漓，患者在排汗的同时，配合饮用一种专门为尿毒症配置的茶饮。

我的这种自然透析的方法原理是，通过身体的汗腺大量排出脏水、尿毒，同时不断地吸收有益的水分，最终使血液变得干净。这种做法的意义在于把身体的汗腺变成了一个透析设备，通过大量补水和排汗，把血液中的尿毒从汗腺排出来，这会比透析设备安全很多，也便宜很多。而医院透析的目的是为了把身体的血液抽出来，过滤掉里面的垃圾（尿毒），再放回身体去，达到清洗血液的目的。

我曾经接触过一位男性尿毒症患者，他来找我时，已经病入膏肓。当时，他的脸色像木炭一样黑，人瘦得像芦柴棒。他告诉我，他一周要透析3次，一次大概要700~800元，现在家里为他治病，已经入不敷出，再这样下去，他的透析就不得不停止了。

对于尿毒症患者来说，身体的病痛只是一个方面，昂贵的透析费用，会让整个家庭陷入困境。听说了小伙子的情况后，我决定帮助他。他在我这里调理了半年后，偷偷地瞒着家人，不再去医院做透析，三个月过去了，结果完全不是人们想象的那样——会难受、无力、发晕，他反而感觉非常良好，而且那段时间他排尿也特别通畅。

经过一年的调理，他的情况大为好转，各项指标大幅度改善，饭量增大了，排尿系统正常了，大便通畅了。到最后，不泡澡也能够自主出汗了。

见他病情大为好转，我鼓励他一定要坚持下去，回到家，一定要隔一周泡一次清和浴；多吃水果；注意休息，养好肾气；不可性欲过度；运动要适宜，不可太过。如今，这个年轻人保持得很好，身体也在逐步走向康复。

【求医录】

患者问：

尿毒症患者是不是应该多吃富含蛋白的食物呢?

铁牛老师答：

尿毒症患者应该多吃牛奶、鸡蛋、瘦肉、鱼等动物蛋白，少吃豆制品等植物蛋白，因为植物蛋白利用率低，会加重尿毒症症状。

6

女人不生病的秘密

贫血的食物调理方

我对贫血的调理，主要把握三个原则：一是从肾气入手，二是从脾胃入手，三是从肝入手。中医说肝藏血，要养肝，休息好、少劳累是关键。

贫血对现代人来讲已经不是一个陌生的名词了，贫血是西医的说法，在中医里面没有贫血这个病名，而是把它列入“血虚”的范畴。中医认为气血同源，两者关系紧密相连，强调血虚是因气虚所致，而血虚又会反过来加重气虚，导致气血两虚。

贫血的致病因素有很多，比如肝脏功能弱、肾功能弱，还有手术造成的大量出血等都可能导致贫血。在贫血的患者中，以女性多见，这与女性月经失血有一定的关系。

范女士是我的一位朋友，40来岁，她说不知道什么原因，总是头晕，尤其是蹲久了，一站起来就会晕倒，有时候站久了也会发晕。我仔细观察，范女士身材单薄，脸色苍白，精神倦怠，我初步判断她可能是贫血，便建议她到医院做血常规检查。

过了两天，范女士又来找我，她说确实是贫血，问我有没有好的方法，帮她调理一下。我笑着问她，怎么不让医生开些药来吃呢？她说，是药三分毒，还是通过食物调理比较放心。于是，我给她提供了以下调理方法：

第一，先开了两组食疗方：用猪肝、瘦肉、鸡蛋煮汤吃；用桂圆、党参、当归、红枣、枸杞用来补充气血。

第二，建议她常吃山药汤、养生茶，每天吃10~20粒带红皮的生花生，以增强脾胃运化，调理气血。

第三，放松身心，工作不能太劳累，心理负担不能过大，晚上一定要睡好。

第四，适当运动，比如散步、慢跑，通过这些运动，增强体质。

经过两个多月的调理，范女士的情况大为好转，脸色红润了，眼睛有神了，就连月经都变得有规律了。

我对贫血的调理，主要把握三个原则，一是从肾气入手——桂圆、党参、枸杞、红枣能够固住肾气，让肾气升腾起来；二是从脾胃入手，山药汤、养生茶能够调理脾胃的运化；三是从肝入手，中医说“肝藏血”，要养肝，休息好，少劳累是关键。《黄帝内经》中有这样一句话：“肝为罢极之本。”意思是说，如果人体过于劳累，就会影响肝脏的造血功能。

【求医录】

患者问：

我有些贫血，平时工作又忙，有没有简单的调理方法？

铁牛老师答：

坚持早上吃三四个核桃、三四个红枣，晚上也是三四个核桃、三四个红枣，就可以。

简单调理方，让女性远离亚健康

失眠、浑身乏力、出虚汗、痛经，越来越多的女性深受亚健康的折磨。俗话说，小洞不补，大病吃苦。如果不加以重视，大病也就为期不远了。

四年前，在深圳的一家养生馆讲课的时候，遇到事业有成的李女士。初次见她，我以为她有60岁呢，脸上长了很多黑斑，跟老年斑似的，实际上她才40岁。

李女士问我："一个人在大热天做运动，都不出汗，是不是说明身体很好啊？”我告诉她，这不是好事，而是大坏事，这样的人说不定哪一天就会大病将至。接着，我又详细地解释了原因。

听完后，李女士连连点头，并告诉我，她自己就是这样的人。她平时喜欢打高尔夫，但不管天气多热，都不出汗。不仅如此，还失眠、爱出虚汗、浑身乏力、例假没规律、经常头晕。医生说她是亚健康，为了治好这个病，她花了不少钱，找过很多医生，拔过火罐、扎过针、洗过脚、泡过澡，但效果甚微。

现在有很多女性因工作忙、生活压力大，患上了亚健康。究其原因，主要有两点：一是肾元之气耗费过多，即肾虚；二是分泌系统、循环系统、排泄系统、运化系统出现了障结。

下面我结合李女士的情况，来说一说如何调理女性的亚健康。首先要做到三通：大便要通、小便要通、汗腺要通，做到三通，身体就好了一半。接下来，李女士在我的指导下做了三个月的调理。

第一步，泡脚，每两天一次。第一天，她就出了很多汗，她说自己从来没出过这么多汗，以前想过很多法子，都没有这种舒舒服服的感觉。

第二步，泡脚坚持两个星期后，泡澡。起初她觉得泡澡很简单，和普通美容院的没什么区别。我告诉她，这个澡你只能泡五分钟，可她偏不信，偷偷地多泡了两分钟，结果整个身体都软了，好像全身筋骨都松动了。当天晚上回去睡觉，一觉睡到大天亮，感觉紧绷绷的身体一下子完全放松了。

第三步，坚持泡澡的同时，喝养生茶、排毒茶，因为人体出了汗，一定要补充体液。

经过20多天的调理，她能够自主出汗了，而且头也没有那么眩晕了。坚持做了三个月后，她的身体发生了明显的变化：月经有规律了，并且不再痛经；脸上的斑痕消失了，皮肤光滑了；大小便通畅了。

做完三个月调理之后，为了巩固疗效，我又给她开了一组方子：

1.长期服用养生茶。

2.每周喝一到两天的排毒茶。

3.每隔一两天，早上用黄酒煮鸡蛋吃。

4.每个月，用小鸡炖酒酿来吃。

四年后，我再次见到李女士，她的皮肤白皙有光泽，脸上皱纹基本不见了；现在在空调下都能出汗，说明阳气很足；困扰她多年的失眠也消失了，现在是碰着枕头就睡。

可能有的人觉得这不可思议，就这么一组简单的方子，能解决那么多问题吗？其实，看似简单的方法，却是对身体全面的、整体的、综合的修复，所以，身体才能发生本质的改变。

现在，亚健康的人群比例很大。虽然医院的指标每个项目都正常，可是身体的感觉很痛苦。这种亚健状态是看似没有病，往前发展一步就是大病。如果在这个时候及时调理，让身体恢复到健康状态，就简单得多。

【求医录】

患者问：

我48岁了，正在更年期，脾气不好而且感觉也很烦躁，口干舌燥，全身无力，有什么办法缓解吗？

铁牛老师答：

大枣去核13个，甘草3~5克，小麦40克煮水，当茶喝，对男女更年期综合征有疗效。糖尿病人不适合。

女人的美要调理：养于内，美于外

去美容院做美容，只是做表面功夫，解决不了根本问题，真正的美容应该是养于内，美于外。

邱女士今年40岁，是一家大型公司的公关经理。做公关的面子问题很重要，为此，邱女士经常去美容院做美容，去斑、补水、美白，钱没少花，但效果却不明显，皮肤该干还是干，眼角的鱼尾纹清晰可见。

一次偶然的机会，邱女士听说我能帮人调理身体，就抱着试试看的想法，找到我，问我能不能做美容。我笑着说，我可不是美容师，我只能内调，调动你身体的机能，比不上美容院的那些高级化妆品，立马见效，但是经我调理后的效果是持久的。

邱女士高兴地说，她要的就是这个效果。于是，我便跟她深入地交谈，以了解她的问题所在。邱女士身体比较胖，因工作压力常常失眠，心情起伏较大，气色不好，浑身无力，经常感到疲劳。表面看来，邱女士的情况比较复杂，其实，都可以归咎于一点——身体湿气大、寒气重。

结合邱女士的情况，我为她制定了调理计划。原来她身体基本不出汗，经过一段时间的调理后，身体有汗了，皮肤滋润了，脸上的斑也不见了，眼角的皱纹也消失了。邱女士几乎不敢相信自己的眼睛，在镜子前照了好半天，还半信半疑地问我："这不会是真的吧？怎么会有这么大的变化呢？"

我跟她解释说："内分泌正常了，水分补足了，体内的垃圾、淤堵问题解决了，内在环境改变了，你自然就变美了！"

我认为，真正的美容应该是养于内，美于外。美容应该是整体的调理，而不是只做表面功夫。就拿邱女士脸上的皱纹来说，这是缺水引起的，她属于油性皮肤，要缓解这种情况，最好的方法就是大量补水，让身体的细胞喝足了水，皮肤就会变得滋润。

当下很多美容都强调一些外在的东西，只做表面功夫，这是治标不治本，根本无法达到真正的美。

通过外在的补水方式，不能够实现真正的美。用西药、中药也好，面膜也罢，通过外在的补充水分达到内在水分的充盈，几乎是不可能的。

随着年龄的增长，细胞中沉淀了大量的酸性物质，酸性物质可加速细胞衰老。长斑就是因为毒素过多，没有办法分解而产生的。所以，调理的方法一定要从“清”开始。清除身体内的死水、脏水，否则，无法达到美容效果。

真正的美容必须由里至外，而美容院都是由外至里。要把身体的各种病痛、内脏的郁结调理好，才能实现真正的美容。如果人都是病怏怏的，怎么美容也好看不了。

养生（美容）的最高境界是和谐，与自然和谐，与身体和谐。许多慕名来找我的女性患者，患有蛇皮脚、皮肤瘙痒干裂，几十年都没有好的，通过清（排出垃圾）、调（调理饮食）、养（滋养肾气）的调理方法，不仅皮肤上的问题好了，而且皮肤也像少女一样嫩滑。

总之，只有通过调理，使身体得到改善，才能让你回归到最美的状态上来。

【求医录】

患者问：

我平时工作很忙，你有没有什么好的美容外敷方法呢？

铁牛老师答：

你可以用一些鸡蛋清、蜂王浆调匀涂在脸上，比很多高级的美容用品都有用。

患者问：

我在北方生活，经常手足开裂，有没有什么好的方法呢？

铁牛老师答：

用猪油或者羊油，50~150克，加蜂蜜，调匀，涂在手上，一日两三次，两三天就可以改善。

或者用甘油三成，白米醋七成，混合摇匀，用来擦手足，冬天代替润肤油涂抹，滋润皮肤效果甚佳。

减肥成功的关键在于脾胃

不沾鱼肉，不吃主食，光吃蔬菜水果，可黏在身上的肉肉依然不见少，难道真如人们所说"喝凉水都长肉"？其实不然，减肥成功的关键在于脾胃，增强了脾胃的运化功能，减肥将不再是一件难事。

阿芳是我的一位远房亲戚，要我帮她减肥。她身高不到150厘米，体重却有70多千克，肚子上有一个大大的"救生圈"，虽然穿着肥肥大大的衣服，但依然很明显。她苦恼地说："因为胖，丈夫嫌弃不说，自己也受罪，呼吸都困难，还有'三高'。"

"你不要着急！减肥，最重要的是增强身体的运化功能，只要运化好了，吸收、排泄平衡了，就能达到健康减肥的目的了。"和她做了详细的解释之后，我针对阿芳的情况，制定了一套减肥方案：

第一，每天早晚要做一些运动：原地拍打身体，做一些简单的抓手运动，晚上睡觉前做一些腿交叉的运动。

第二，每天坚持泡一次澡（道家清和浴）。

第三，平时用冬瓜皮、荷叶煮水当茶喝，有抽脂降脂的作用。

第四，远离消夜，少喝冷饮，多食五谷杂粮，少吃高蛋白、高脂肪的食物。

通常肥胖的调理是以一个月为一个小周期。第一个月，阿芳严格按照饮食要求，坚持泡澡，天天喝以荷叶、冬瓜皮为主的减肥茶；第二个月，饮食恢复正常，这时会有一些饥饿感，大便由每天一次，变为每天两次，这说明运化功能增强了，排泄速度加快了；第三个月为巩固期。

调理了一个多月后，阿芳的体重明显降了下来，减了10多千克，而且肚子上的“救生圈”缩小了不少。三个月后，我又给她开了一个生活处方：隔一两天喝一小杯陈醋，以促进运化；多吃一些苦瓜、豆苗、红薯叶、笋之类的食物；养生茶、荷叶冬瓜皮减肥茶要经常喝。

两年过去了，阿芳的身材一直保持得很好，玲珑有致。她说，自从身材变苗条了，老公对她都比以前好了。

【求医录】

患者问：

是不是脾虚会引起肥胖呢？

铁牛老师答：

是的，当人体处于脾虚的状态时，人体的运化能力就不足，排泄功能弱，容易造成肥胖。

补足气血的女人更美

女人的美应由内而外。补足气血的女人才能美若桃花，否则，不仅谈不上美，疾病还会很快来到。

几年前，刘女士找到我。刘女士三十多岁，月经很不正常，有时两三个月才来一次。她自诉曾做过三次人工流产，还有一次自然流产，现在有两个孩子。

在刘女士与我谈话期间，我仔细观察她：化了些淡妆，人长得挺漂亮，但笑起来，鱼尾纹清晰可见，给人一种元气不足、衰老之感。她的手枯瘦，胳膊上青筋外现。

“你睡眠质量怎么样？”我问道。

“睡觉老不踏实，梦多，还有耳鸣，心里总觉得慌慌张张，六神无主。”

通过和刘女士的交谈，我基本上可以判定她的问题所在。于是，我叮嘱她说："你耗得过多，又不太会保养，基于你目前的情况，应该好好调养，不然，可能很快就会绝经了。"

"从去年开始，我的月经就很少了，有时候两天就没了。不过，没了也好，省事。"刘女士笑着说。

"你可别高兴，这不是什么好事，正常应该三至五天，你两天就没事了，这违背了人体正常的规律，说明你的身体出了问题。"

刘女士辩解道："我现在什么病也没有，我爱打打麻将，有的时候一打就是一个通宵，只是有时看东西会有些模糊、精神不佳而已。"

"这是元气不足的表现，你这种情况调理不难，关键在于你能否改变不良的生活习惯。首先，要远离麻将，再有，调理期间，性生活越少越好。你能做到吗？"

她点了点头。接下来，我给她制定了一套调理方法。

第一，每天早上用黄酒，最好是客家米酒，煮鸡蛋，加六七片姜，再加一些红糖，连续吃21天。

第二，大量喝养生茶，调理好脾胃。

第三，每半个月或一个月，买一只乌鸡炖汤，加一些桂圆、红枣、山药、枸杞、姜，如有水肿，可以加一点薏米。

第四，在调理期间，狗肉、羊肉，鱼、虾、海带等海产品，以及过寒的东西不要吃。

第五，用艾叶、柚子皮、柚子叶加一点白酒煮水泡澡，加快散淤。

我叮嘱她，按照上面的方法，一定要坚持半年。半年后，她给我打来电话，说回去后按照我的方法调理，三个月后月经就正常了，第四个月就不痛经了，乳房也不痛了。现在一切都正常了，人也胖了，也变年轻了。

见她情况有所好转，我也替她高兴，并叮嘱她，养生茶一定要坚持喝，如没有条件，也可以用白菊花、黄芪、枸杞泡水喝，乌鸡可以不用吃了，性生活一定要适度。

其实，和刘女士有类似情况的女性大有人在，这与肾元虚弱有直接关系，其原因也是很多的，比如过多的流产，月子期间没休养好，性生活过度，生活工作过于劳累等，这些都会造成肾元虚弱。如果要调理，首先就要检讨自己的生活习惯，改变平时太过劳累、耗损过度的情况，只有把耗损的源头堵住，调理才能有效。

【求医录】

患者问：

我今年36岁，晚上老睡不好，还做梦、怕冷、手脚冰凉，我该怎么办呢？

铁牛老师答：

你有可能是气血两虚，可用饮食来调理：用黄酒煮鸡蛋排除寒气，乌鸡汤固住肾气，养生茶和泡澡增强脾胃的运化功能。能够坚持就会改观。

坐月子，女人一生中改善体质的最好时机

坐月子是具有中国特色的传统习俗。坐月子是女人一生中改善体质的最好时机，如果没有坐好月子，将为以后的身体健康埋下隐患。因此，女人一定要抓住重生的机会。

中国人自古就很重视坐月子。千百年来，中国已经形成了独特的月子文化，客家人坐月子是非常讲究的。

我走访过很多客家长寿的女人。客家女人既要操劳所有的家务，又要忙活地里的农活，生活也比较简朴，没有条件吃什么补品。按理说，客家女人比其他地区的女人虚损得多，但客家女人长寿者却很多。有观点表明，这应该与月子做得好、补得足有很大的关系。按道家的话说，这就是“根基牢固”。

女人生孩子时，身体承受了巨大的耗损，可以好好利用坐月子这段时间，补一补营养，把身体休养回来，甚至可以“脱胎换骨”。不是有些女人生过孩子之后，反而更漂亮了

吗？客家老人常说："女人有病，坐好月子就能好起来。"

相反，如果月子坐得不好，没有补充耗损的营养，或不注意保暖，风寒入体，就会在身体里埋下健康隐患，到中年的时候就会表现出来。比如，腰酸腿痛、头痛、身体疲惫、风湿、痛经、内分泌失调、提前衰老等。

言归正传，我来说说客家人坐月子讲究在哪里。首先就是黄酒煮鸡蛋：客家老黄酒、加上一些姜来煮鸡蛋。姜能排出生孩子时身体中的寒毒，鸡蛋能补充营养，而黄酒则可以化淤散结，化散身体中残留的瘀血。

其次，客家女人坐月子，要一天吃一只鸡，这种做法有点夸张。在我看来，一周吃上两只鸡就可以了，整个月子期间吃七八只鸡，就能把气血补回来了，按照客家人的说法叫"回了神了"。

再次，客家女人坐月子时，会在额头上裹一块毛巾，因为这时候产妇的身体最虚弱，容易被寒邪入侵，保暖是非常重要的。

以上三点是客家女人坐月子最讲究的地方，除此之外，我建议产妇们还应该注意以下几点：

第一，坐月子期间，不要受寒，更不能吃冰凉寒物。

第二，多吃宣发性、温性的食物，比如姜、黄豆、黑豆。月子里少吃鱼、海鲜、海带，因为这些食物是偏寒的，发奶可以喝一些鲫鱼汤。客家人吃姜的时候都要炒一炒，而不吃生姜，就是为了排出其中的寒气。

第三，坐完月子后，可以用道家清和浴或者道家暖足方，把身上的寒气逼出来，这是非常有意义的。

第四，做完流产、刮宫的女性，至少要休息一周。在这期间，不能着凉受寒，不能干重活，以免增加内部耗损，还应吃一些温调的食物。

［黄酒鸡做法］

鸡切成块，在锅中翻炒至半熟，放入红枣3~7颗、枸杞、生姜适量（姜切丝干煸后使用更佳），加入黄酒（或客家酒酿、猴儿玉液）和水适量，炖汤。喝汤吃肉。

［黄酒煮鸡蛋］

水烧开，打入鸡蛋两个，加入红枣7个，枸杞、生姜、黄酒（或客家酒酿、猴儿玉液）适量，炖熟即可。

【求医录】

患者问：

我以前没做好月子，现在患上风湿之类的病痛，该怎么补救呢?

铁牛老师答：

可通过泡脚、泡澡（通用泡脚方、道家暖足方、道家清和浴），把身体深处的寒气逼出来，再多吃些黄酒煮鸡蛋、生姜红糖水。当然，这不可能达到坐月子的功效。

痛经，常吃桂圆、生姜、红糖

中医讲不通则痛，痛经也是不通所致。那又是什么造成了淤堵呢？寒邪是罪魁祸首。只要提升阳气、排除寒淤、滋养肾气，适当增强些营养，就能斩断痛经的烦恼，让女人轻轻松松。

六年前，一个年轻的女孩来找我，“我每个月那几天真是太难受了，痛得我死去活来，您看是怎么回事呢？”我告诉她，百病归淤，痛经就是身体里的寒淤所致。女孩又问：“那是什么原因造成的寒淤呢？”

我详细地跟她解释，造成寒淤的原因很多。比如，有的人气血功能不强；有的人天生体质偏弱；还有生完小孩，月子没有做好，都可能造成痛经。并且有痛经的人，一般月经都不正常。

听完我的解释，这个身材瘦小的女孩介绍了自己的情况：未婚，二十三岁，十五岁来月经；目前在一家工厂上班，三班倒；除了痛经之外，月经也不准，有时候两个月才来一次；吃过很多药物，但吃了药只是当月有效，不吃药照样痛。

女孩说完之后，担忧地说："你能不能帮帮我，我担心以后会影响生小孩。"我认真地对她说："痛经与生育是有一定的关系，但具体情况不一样，一定要引起重视。"

结合这个女孩的情况，我给她推荐了一套调理方法：

第一，用桂圆、红枣、枸杞，加一点点当归，煮半升水喝，每天吃一次，连喝一个月。

第二，每天用电吹风在肚脐周边转着圈吹，吹得烫烫的方可，吹的同时，还要用姜片边吹边擦。

第三，喝养生茶，养好脾胃，增强运化。

第四，用艾叶、姜苗、柚子皮煮水泡脚，每周两次。

另外，我提醒她，在调理期间，肥腻、性寒、大补的食物不能吃，比如海鲜、人参、阿胶之类的。

一个月后，她惊奇地发现，这个月来月经一点都不痛，问我是什么原因，我告诉她这是体质转好的表现。按照我介绍的方法，又坚持了一个月之后，我告诉她，可以减少药量了，每次月经前的三到五天，用桂圆、生姜、红糖煮水喝即可。从此，痛经再也没有来骚扰过她。

后来，我离开了江西，六年后，听人说她结婚生子了，而且是双胞胎，人也比以前漂亮了。

痛经是妇科的常见病和多发病，一些人求医问药很多年，却往往是无法去根，这个月好了，下个月又来了。其实，这就是方法不对头。中医讲不通则痛，痛经就是因寒邪入侵导致了淤堵，当然就会痛了。

我调理痛经的核心就是：祛寒散结。桂圆、红枣、枸杞有提升阳气的作用，这个方法可以说是放之四海而皆准。女人的痛经、不孕不育等妇科病都有一个共同的特征，就是腹部冰凉。用电吹风和姜片可以让腹部温暖起来，而养生茶可以增强运化，补充能量，固住肾气。

【求医录】

患者问：

我妹妹身体瘦弱，从小就痛经，是怎么回事？该如何调理呢？

铁牛老师答：

这有可能是肾气虚弱所致，是先天元气不足的表现。可以隔一两天用姜、瘦肉、鸡蛋汆汤喝，滋养肾气。如果有条件，每个月吃两只乌鸡那就更好。

患者问：

我有痛经，平时工作又很忙，没有什么时间做您说的那些汤水，您有没有简单些的办法？

铁牛老师答：

你可以用田七粉2~3克，在来月经前或者痛的时候吃，效果也很显著。

患者问：

女性白带中有异味的，您有没有什么办法呢？

铁牛老师答：

鸡蛋打一个小洞，放入七八个白胡椒。用纸黏住，蒸熟。每天吃一个，一个礼拜即可解决。

天天好心情，远离乳腺增生

乳房是女人最在乎的身体部位，是女人美丽、性感的象征。乳房对女人的意义重大，然而，乳腺增生的悄然而至，给女人增添了很多烦恼。预防此病，请记住一句话：每天笑一笑，乳房更健康。

张女士是某大学的讲师，收入不错，可她生活得并不幸福。最近一年来，她总是和丈夫吵架，以至于上课时精力不集中，经常出错，弄得心情烦躁、焦虑不已。上个月，她突然感觉乳房疼痛无法触碰，用手一摸，还有肿块，后来，经医院确诊为乳腺增生。

由于情况不太严重，所以，她想让我帮她调理一下。张女士一见到我，就十分委屈地说："我怎么这么倒霉，为什么自己会患上这种病。""你这病是由心生，因为你常常感到不快乐，不快乐会导致内分泌失调，而内分泌失调容易引发乳腺增生。"

通过我的一番解释，张女士认识到了自己的问题，急忙问我："那我该怎么办？怎样才能恢复健康呢？"

对于乳腺增生的调理，我一般分为以下几个步骤：

第一，用生姜、柚子皮、茶叶（绿茶）煮水洗乳房。姜和茶叶帮助散淤，柚子皮可以疏导，此方可以通畅气血，缩小增生部位。另外，用葱白捣烂加红糖敷患处，也能散淤去结。

第二，经常用道家暖足方、道家清和浴泡脚、泡澡，促进身体排汗，排出身体中的寒湿毒气，有助于疏通散淤。

第三，多吃清淡、帮助疏泄的食物，比如用均量的鱼腥草、夏枯草煮水当茶喝。

第四，用党参、当归、黄芪、枸杞煮水喝，用以固肾。痛经的可以用桂圆、黄酒、瘦肉炖汤吃。

另外，我还特别提醒张女士，一定要放松心情，心情烦躁不安，郁郁寡欢会加重病情，放松身心是调理成功的基础。

经过一段时间的调理后，张女士很快康复了，她高兴地对我说："没想到，我心情不好，乳房也跟着遭殃，现在我心情好了，疾病也全消了。"

乳腺增生是妇女常见、多发病之一，多见于25～45岁女性。现代女性工作节奏快，生活压力大，长时间处于高压的紧张情绪下，很容易让乳房受伤，所以，一定要学会自我调节，使压力得到有效缓解，才能预防乳腺增生的偷袭。

通常乳腺增生有两个突出的表现：一是乳房胀痛。疼痛多呈现周期性的特点，这是本病的典型表现。月经前期发生或加重，月经后减轻或消失。二是乳房肿块。肿块的大小、质地也常随月经呈周期性变化，月经前期肿块增大，质地较硬，月经后肿块缩小，质韧而不硬。出现这两种情况，一定要及时就医，以免耽误治疗。

【求医录】

患者问：

我今年37岁，乳房痛，怎么解决？

铁牛老师答：

用猪胆和红糖加一点点水去煮，成膏状，用纱布敷在疼痛部位，当天就有止痛效果。

患者问：

我爱人有乳腺炎、小叶增生的症状，有没有解决方法？

铁牛老师答：

取绿豆，把它碾成粉，调蛋清，敷患处，一周即可见成效。

求神不如求己，不孕不育还需改变寒淤体质

子宫是孕育胎儿的宫殿，每个女人都应该保护好这个“宫殿”，给胎儿提供他人生中的第一个温暖舒适的家。然而，寒宫却使许多女人无法实现做妈妈的愿望。排寒、散淤、提升阳气，才能从根本上解决不育的问题。

我曾经遇见过一位拜神求子的妇人，结婚八年，一直没有孩子。她跪在神像前，非常虔诚。记得那时正值夏季，酷暑难当，可那位妇人却穿着厚厚的长裤长衫。仔细端详这位妇人，个子不高，体重却有75千克左右。

中医看病讲究的是望闻问切，看她这个样子，我心里已经有了底。为了进一步核实，我问她：“你例假正常吗？”“哎，别提了，受罪呀，每个月的那几天我都腹胀腹痛，手脚冰凉，都要抱着个热水袋，夏天也不例外呢。”

“你起来吧，观音说你命中有子，一定能做妈妈。”我胸有成竹地说。“那您有什么好办法，快点告诉我。”妇人

眼睛一亮，迫不及待地问。“首先，你必须每天从山下爬上山顶，然后给观音娘娘烧一炷香，坚持七七四十九天，如果断一天就要补十天。”

从那以后，妇人风雨无阻，每天坚持爬山，给观音娘娘上香。30天后，她的身体发生了明显的变化，原来总是怕冷，从不出汗，现在爬到山顶，常常是大汗淋漓，身材也苗条了许多，足足瘦了15千克。还有，原来爬山需要45分钟，现在20分钟就爬上来了。

49天之后，妇人再次找到我。我告诉她以后要少吃肥肉、红烧肉，因为常吃这些东西，会导致体内酸性过重。为了早日实现做妈妈的愿望，这个女人只能忍痛割爱，与肥肉、红烧肉暂时告别。

三个月后，奇迹出现了，那位妇人怀孕了！孩子出生后，他们家人专门杀了一头猪，还抬了很多礼物过来，一个劲地说：“观音娘娘真灵啊！求医问药这么多年都没治好的病，现在竟然好了！”

原来，这位妇人为了怀上孩子，曾经四处求医。看过西医，医生说是输卵管阻塞，并做了输卵管疏通，结果还是不行。其实，这种做法是治标不治本。打个不是很形象的比喻，这就好比是冬天的猪油，用筷子捅一下，猪油会出现一个洞，可等你拔出筷子，猪油又会很快黏回去，把洞堵上。身体有寒气，做多少次疏通，效果都不会理想，关键要治本——排寒、散淤。

寒宫是导致女人不孕不育的主要原因，那么，寒宫会有哪些表现呢？舌苔厚白，腹部寒凉，背后瘙痒，痛经，这就是寒凉的体质。导致寒凉体质的原因有很多，比如，爱吃寒凉之物，不爱运动，喜欢穿露脐装，这些都会导致寒淤在体内堆积。

改变寒凉体质，首先要多运动，增强身体的运化功能，促进寒气的排泄能力。这位不孕的妇人通过爬山，大量地出汗，多喝水，把身体里的寒淤清除掉了，体能自然就好了。

其次是提升阳气。比如用柚子叶、樟树叶加姜煮水泡脚；用酒酿、红糖、蛋、姜煮汤吃，同时忌口牛肉、狗肉、羊肉、海鲜等高蛋白的食物。

乳腺癌患者，也可以留住美丽与健康

乳腺生病了，可以经常用生姜、柚子皮煮水，或用貘苤草煮水，清洗乳房。经常用热毛巾敷乳房，增加气血运行。

三年前，我遇到这样两位女士，暂且把她们称为甲女士、乙女士。甲女士的胸部有增生、肿块、疼痛的症状，经医院检查后，排除乳腺癌的可能，但她依然很担心，因为她的母亲和姐姐死于乳腺癌；乙女士的情况则更为糟糕，已经确诊为乳腺癌，稍微一用力，她的乳头就流出很多黏液。

她们两个同时找到我，问我该如何进行调理。首先，我来分析一下，甲女士虽然还不是乳腺癌，但可能处在癌症的临界点上，这可以从她的症状以及家族史来判断，而乙女士的情况就毋庸置疑了。

具体问题具体分析。同样，调理疾病也是一样的道理。我建议甲女士经常用生姜（姜苗）、柚子皮煮水，或用豨莶草单独煮水，来清洗乳房。洗后，用热毛巾热敷乳房，增加气血运行；另外，平时要用均量的豨莶草、白花蛇舌草、半枝莲煮水喝。

下面我重点来说说乙女士的情况，当时她还没有做手术，还在犹豫，根据她的情况，我建议她采取保守疗法，然后，给她提供了一套调理方案：

第一，一定要固住肾气，调理期间要禁欲，保住虚弱的肾气；调节好心情，注意休息，多做一些放松的运动，如早晚散步，但不要做太剧烈的运动，否则会损耗原本就虚弱的肾气。

第二，改变不良的饮食习惯，平时要吃得清淡，常吃水果，多喝汤，不吃煎炸、腌制、腐烂食品，远离牛肉、狗肉、兔肉、鹅肉、海鲜。

第三，每天用均量的半枝莲、白花蛇舌草煮水喝；常用生姜（姜苗）、柚子皮煮水，或用豨莶草（鲜品效果更佳）单独煮水，清洗乳房。此外，还要用五倍子（瓷缸中焙干捻成粉）加三七，打成粉，用米醋调匀后，敷乳房肿块。

第四，针对瘦弱者阳气不足、免疫力差的情况，用糙米、黑米、大麦、枸杞做养生茶，并在其中加一些姜同煮，再加3～5颗红枣。

第五，用中药调理，用熟地、太子参、茯苓、当归、枸杞、党参煎药，早晚各服一次。

调理了三个月后，乙女士乳房疼痛的症状基本消失了，原来乳房上可以看到一大块像鸡蛋样的突起，现在看不清了，摸上去软软的，逐渐消肿了；而甲女士的情况就更为乐观了，肿块基本消失了。

【求医录】

患者问：

我是乳腺增生患者，平时能喝葡萄酒吗？

铁牛老师答：

可以喝，但一定要喝真正的纯葡萄酒。最好是巨峰葡萄，把葡萄洗干净，晾干表面的水分，然后把葡萄抓破，加20%左右的冰糖，放在瓶中，用盖子封住，一个月以后打开，过滤后，即可饮用。

减肥不在减，而在增

减肥不在减——不吃东西，而在增——增强运化功能。脾胃运化功能强了，代谢功能加快了，垃圾排出体内的速度增加了，恐怕想肥都难喽。

做了这么多年的调理，接触了不少减肥的例子，微胖的人、偏胖的人、很胖的人都接触过。六年前，我儿子的朋友小王来找我。小王才24岁，体重已经有120多千克了，走起路来，身上的肉摇摇晃晃的。

小王苦恼地告诉我，他尝试过很多减肥的方法，当时有点效果，但用不了多久就会反弹。从他的情况看，我推测他的肥胖应该与生活习惯有关。小王告诉我，他小时候最喜欢吃肯德基、麦当劳，鸡腿、鸡翅、烤鸭、三文鱼都爱吃，还爱喝饮料，去海边吃海鲜，一吃就忘记饱。

听完他的叙述，我郑重地问他："你是想要吃得饱，还是想要活得长？""当然要活得长，我现在好累，负担太重了。"我严肃地说："你要引起高度重视，从你目前的状况看，别看你年纪小，但糖尿病、脂肪肝、高血压已经离你不远啦！”

小王着急了：“我意识到了，现在睡觉翻个身就像胸被人压住了，要坐起来透一下气，叔叔，你有什么办法吗？”“办法是有，但你要有恒心坚持下去，我才可以帮助你。”接着，我告诉他一套方法：

第一，从第二天早上开始，六点钟必须起床，沿着河走3千米，并备好毛巾准备擦汗，可能会大汗淋漓。

第二，每天三餐必须准时吃饭，开始不一定要减多少饭量，但必须定时吃，消夜坚决不能吃，肯德基、麦当劳、烧烤统统戒掉。

第三，用荷叶、冬瓜皮按1：2的比例煮茶喝，所有的饮料、啤酒坚决不能喝。

第四，进行一些简单的床上运动：一条腿伸直，贴紧床不动，另一条腿伸直，像麻花一样向另一条腿上架，左右各36次。每天做30个俯卧撑和仰卧起坐，开始可以做得不标准，但一定要坚持下去。

三个月后他就减了20千克，感觉轻松多了。我又嘱咐他多吃五谷杂粮，用大麦、小麦、玉米、红薯煮粥，常喝养生茶；每隔两天，煮山药汤，促进脾胃运化；每次吃饭前先喝两碗汤，俗话说，要想苗条健康，饭前喝汤嘛！

一年后，他减到了80多千克，这相对于他一米七的身高来说，已经很正常了。小王之所以减肥成功，关键在于毅力，所以说，减肥不在老师，还在自己。

说到肥胖，很多人认为是身上的肉多，其实不然。肥胖是体内废弃的垃圾过多，堆积在身体的各个部位，无法运化。关于减肥，多数人存在着这样一个误区：不吃饭或者少吃饭。其实，减肥光靠不吃饭少吃饭是不行的，这样反而会使人体的运化能力降低，一旦恢复原来的饮食，就会堆积更多的垃圾，造成严重的反弹。

所以，减肥的关键在于增——增加身体的运化能力，使肠胃的运化和身体分解代谢功能加快。当身体运化分解的速度超过摄入食物的速度，就不容易肥了，这就好比往一个蓄水池里蓄水，流出的水比流进去的水多，蓄水池的水是永远不会溢出来的。

那么，怎么增加身体的运化能力呢？可以喝荷叶冬瓜茶；多吃五谷杂粮；再配合一定的运动、促进发汗，以加速新陈代谢。当然，改变不良的生活习惯也是必需的，比如，晚上吃夜宵，睡觉的时候，人体的运化功能会变弱，多余的垃圾会在身体里堆积起来，人吸收的营养也没地方耗费，就会变成脂肪堆积起来。

还有，少吃或者不吃麦当劳、肯德基这些煎炸的东西，它们容易在体内沉淀酸性的垃圾，这是造成肥胖的一个主因。另外，碳酸饮料、啤酒，特别是冰镇啤酒，也会降低运化能力，运化速度慢了，肥胖就不远了。

【求医录】

患者问：

减肥吃减肥药好吗？

铁牛老师答：

最好不吃，是药三分毒，吃减肥药会给身体造成一定的副作用。

患者问：

我很瘦，想长胖有没有方法？

铁牛老师答：

人瘦有多种原因，大部分都是脾胃没开，运化不好，可以买两个番茄，挤出汁，再加两个鸡蛋拌进去，加一些白糖，不用煮，早上空腹吃,一天一次，吃上一段时间，饭量就会大起来。

颈椎病怎么办？运动调理和饮食调理

足不出户，面对一台电脑，敲敲打打，就能把工作做得漂漂亮亮，白领舒适的工作环境令许多人羡慕，可他们也有难言之隐。脖子僵硬、疼痛、头晕，“电脑脖”的到来，给他们的工作和生活蒙上了一层灰色的阴影。

张小姐是一家外企的文员，一天，她突然感觉脖子发僵、酸痛，手指麻木，起初，她以为是太累了，休息一段时间就好了，谁知，脖子疼得越来越厉害，连肩背都跟着痛起来，严重影响到了她的工作，经医院检查，确诊她患的是颈椎病。医生告诉她，颈椎病没有特效的治疗方法，只能通过运动和理疗加以保健，来缓解症状，逐步恢复。于是，她去按摩院做按摩，到骨伤科做牵引，但效果都不明显。

后来，她经人介绍找到了我，请我帮她调理。在交谈之中，我发现她的脸色不是很好，耳朵苍白，耳垂发皱，从这些症状来看，我判断张小姐的肾脏应该有一些问题。于是，我问她，“你平时有没有耳鸣的情况，月经是否正常？”张小姐告诉我，她耳鸣的情况已经有好几年了，月经没有规律，还有痛经。

在她扭头的一瞬间，我不经意间发现她左脸颊有一块皮肤的颜色发黑，“张小姐，你脸上的皮肤是怎么回事呢？”“大概在七年前，那时流行一种美白护肤品，我用了几个月，发现皮肤真的白了，可不知道为什么，太阳一晒，皮肤就成这样了，后来我才知道，这种产品铅含量超标，会损害皮肤，当时，有一大批人被这种东西害成了肾衰竭。”

这更加印证了我的推断。“张小姐，你的颈椎病其实不是骨头的问题，那只是外在表现，根本问题应该是肾脏出了毛病，那些美容产品不仅伤害了你的皮肤，还可能伤害了你的肾脏。”张小姐半信半疑地问我：“那肾出了毛病，又怎么会使我的颈椎出了问题呢？”对中医有所了解的人，应该明白“肾主骨”的意思，肾之精气具有促进骨骼生长发育的功能，所以，肾出了问题，会对颈椎、腰椎有影响。

当然，张小姐的情况也与她的工作性质有关，长期伏案工作，保持一个姿势工作，都会导致气血淤堵，肾气升腾不起来。对颈椎病的调理，首先要止痛、散淤、祛寒；其次要升阳、固肾。遵循这个原则，我给她推荐了如下的调理方案：

第一，严格控制作息时间，不要久坐，工作一会儿要适当活动活动，做一下“仙鹤点水”的动作：摇摇脖子，用空掌在两肩和颈椎部位拍打拍打，或用空掌拍拍腰部，疏通脉络。也可以用双掌快速搓热腰部，帮助肾气升腾。

第二，多吃一些通气血的东西，每天喝一点黄酒（或客家米酒），可以缓解颈椎淤堵，加快气血运行，还可以用黄酒煮鸡蛋，里面加一些枸杞、生姜，具有通血和固肾的作用。

第三，用狗骨头或者羊骨头，剔干净肉后，把它敲碎，不用任何油盐，炒至焦黄，然后导入白酒中（1500克骨头，2500克酒的比例），浸泡10天。浸泡完的酒，先口服50克，然后用姜蘸酒，擦颈椎或腰椎疼痛的部位。

第四，用陈醋泡黑木耳，或者用醋、芝麻油凉拌黑木耳，可以软化血管，清理血管中的淤堵硬块，对腰椎间盘突出、骨刺之类有一定效果。

张小姐按照我的方法调理两个月后，她的肩、脖子不再痛了，头也不晕了，又调理了一段时间，月经也变得有规律了，这说明她的肾气恢复了。

【求医录】

患者问：

我有一些腰肌劳损，经常腰痛，怎么办?

铁牛老师答：

用甲鱼壳炒黄后，趁热浸白酒，30天后，可以喝一点也可以外用擦患处，一般7~10天，可以治多年的腰肌劳损。

患者问：

急性腰扭伤怎么办啊？

铁牛老师答：

生姜汁敷：取生姜洗净切碎，捣烂绞汁于干净容器内，然后加入葱头、面粉、白酒，调成软膏状，平敷于扭伤处，厚约0.5厘米，再加消毒纱布，胶布固定，并覆盖油质或塑料布以保持温度，每日一换，连用3~7日。

7

疑难病症的调理

甲状腺瘤不做手术，也能把病消

充分休息，稳定情绪，放松身心，不为烦心事所累，注意饮食，是预防甲状腺瘤的好方法。

在南方的一些地方，比如湖南、江西，甲状腺瘤的患者较多，而且多数是女性。这种疾病之所以会青睐女性，与女性的内分泌系统易出现异常有关。异常情况一般会出现在两个阶段，一是7~20岁；二是35~45岁。另外，劳累、休息不好、精神压力过大，甚至性心理压抑得不到宣泄，也会引发甲状腺瘤。

前段时间，家乡的一个朋友打电话给我，说他妹妹患了甲状腺瘤，医生建议手术切除，他妹妹有些犹豫，问我有没有办法。慎重起见，我建议他带妹妹过来一趟，看看情况再做决定。

很快，朋友带着妹妹来找我。我仔细了解了他妹妹的情况：朋友的妹妹35岁，在政府部门工作，平时工作比较忙，最近几个月，工作上遇到点小麻烦，心里压力很大。在一次体检中，就发现了病变。很快，医院确诊是良性甲状腺瘤，瘤子长在脖子上，已经有一个乒乓球大小，用手触之，很硬，有韧性，皮肤上可见微微的青筋，这应该是血管压迫所致。

目前，西医对甲状腺肿瘤采取的措施基本上只有割除这一条路，但是这并不一定能彻底根除，因为约有70%的甲状腺瘤，在切除掉之后，还会再长。甲状腺瘤的发生是多种因素作用的结果，如果不能进行综合调理，是无法彻底去根的。

我将情况简单地和朋友的妹妹沟通了一下，最后，她决定在我这里进行综合调理。秉着为患者负责的态度，我建议她先做一个月的调理，如果没有效果，她必须要到医院接受手术，她欣然答应。于是，我给她一组调理的方子：

第一，充分休息，稳定情绪，放松身心，不为烦心事所累，因为甲状腺的疾病与情绪有很大关系。

第二，忌吃狗肉、牛肉、羊肉、鹅肉、公鸡肉、海鲜，特别是不能吃辣椒。

第三，每天喝3~5杯养生茶，用来促进脾胃运化，也有助于滋养肾津，调节内分泌。

第四，每天用半枝莲、白花蛇舌草、冬瓜皮、茅根、玉米须、鱼腥草煮水喝；每周喝一两次绿豆煮水；田七打粉调水，外敷患部。

大概过了两个月，她给我打来电话，兴奋地告诉我，她的肿瘤变软了，去医院检查，医生说比原来小了1/5。不久后，她又来我这里做了一段时间的调理，我给她用了一些中药，肿瘤缩小到了绿豆大小。

【求医录】

患者问：

你刚才说甲状腺肿瘤多发生在南方，比如江西、湖南，这是为什么呢？

铁牛老师答：

按照中医的说法，此病的发生与居处不宜也有一定的关系，久居山区、高原地带，水质过偏，久而久之气机运行失常，水湿内停，痰淤互结，形成瘿瘤。

寻找癫痫病的救命稻草

癫痫病的发作就好比是电路突然短路，如果能够找出短路的根源，接通电路，病自然就痊愈了。那么，当神经或者经脉短路的时候，会有什么样的外在表现呢？三根又粗又长的棕红色毛发就是癫痫患者的救命稻草。

一次出差去河南，半夜的时候，火车上的广播突然响起来："请问哪位乘客是医生，请马上与乘务员联系，有一个癫痫患者已经昏厥，情况紧急。"我马上找到了乘务员，在他的带领下，我见到了那位癫痫患者。只见他口吐白沫，全身抽搐。他的父亲急得满头大汗，见了我马上解释说，他的儿子患癫痫已经好几年了，每年都要发作一到两次，这次可能是因为旅途劳顿，加上情绪紧张造成的，情况也比以往要严重。

我先安抚好患者父亲，然后让他查看孩子的头顶（百会穴向前）部位，是否有三根棕红色的头发。不出所料，他果然发现了三根又粗又长的棕红色头发，我让他立马拔掉，不一会儿孩子就苏醒过来。孩子情况稳定之后，我嘱咐孩子的父亲，回家之后找些桃花，配上枸杞、黄芪泡水喝。

两年后，我接到这位父亲的电话，他非常激动地告诉我，按照我的方法进行调理后，孩子已经两年多没有发病了。我肯定地告诉他，以后你的孩子不会再发病了，已经断根了。我这样说，可能不少人会认为我是说大话，癫痫是一大顽症，怎么这么容易断根呢？

癫痫能否彻底治愈，关键是找到发病的根源，我刚才介绍的这个方法，是一个很有效的土方。通常癫痫病人发作的时候，都会在头顶位置，迅速地长出三根棕红色的头发；如果是女孩，棕红色的毛发多长在阴部的前端。当然也有不长的，那就没办法了。但长了，拔掉就能断根。

长棕红色头发的位置接近百会穴，百会乃百脉之会，百病所主，如果气血在接近此处受阻了，无法通过去，就好比是电路短路，用力这么一扯，气血就疏通了。

我们再来说说桃花配上枸杞、黄芪泡水喝的道理。桃花对治疗癫痫有一定的疗效，而枸杞、黄芪泡茶可以用于补气血，因为癫痫诱发的因素往往是身体劳累、情绪紧张所致，说得通俗点，就是气血弱了，癫痫就会发作。枸杞、黄芪泡茶补气血，气血足，癫痫就不容易发作。

【求医录】

患者问：

如果是轻度的癫痫患者，是不是就不需要长期吃药呢?

铁牛老师答：

千万不要有这种侥幸心理，癫痫是一种非常可怕的神经系统慢性疾病，切不可不遵医嘱，擅自停药。但是一定要尽量避免长期服用那些对肝、肾有伤害的药物。

神经衰弱不是头痛医头、脚痛医脚就能解决

有人说，患上神经衰弱就像吸食鸦片，时而兴奋，时而疲劳，反复无常，吃药、打针，均不奏效。这个比喻足以说明神经衰弱给人们带来的痛苦，而治疗不成功的原因就在于头痛医头脚痛医脚，没有追本溯源。

现代人生活节奏快，工作压力大，所以，神经衰弱常常与我们不期而遇，其主要表现为：易兴奋、易疲劳；晚上睡不着觉、睡着了又不踏实；记忆力下降；食欲缺乏；烦躁不安、易激动等。

西医通常会把神经衰弱当成一种心理性的疾病来治疗，用一些抗焦虑、阻滞性、催眠镇静的药物，其目的就是抑制神经兴奋。采用这种方法治疗后，表面看来是风平浪静了，实则暗涛汹涌，因为这只是解决了表象问题，并没有解决实质问题。长期服用此类药物，还会产生一系列副作用。所以，结果不是问题减轻了，而是加重了。

神经衰弱患者也要注意平时的调理。神经衰弱中的“衰”和“弱”就是肾气弱、心气弱、肝脏的气血不够旺而衰。肺气的肃降功能弱，以致大脑的血气供应不足，肾上的津液升腾不起来，无法滋养大脑，这个时候患者会觉得缺少了什么东西，脑袋空空的睡不着。

90%的神经衰弱者与肾虚有关。解决方法应该从营养入手，首先要补足肾气，调好肝、血、心、肺，肾气充足了，自然睡得着、睡得香。补充肾气，应多吃应季水果，最好榨汁喝，以补充肾津。

关于补充肾津，我自制了一款水果酒（猴耳玉液），是取葡萄、苹果、山柚等水果，在常温下自然发酵而成，其中含有非常丰富的酶，对于滋养肾津，促进肾气的蒸腾非常有用，能有效治疗失眠，而且是纯粹的自然疗法。

神经衰弱患者可按照以下方法进行调理：

第一，睡觉前，用桂圆、红枣、枸杞，加上黄酒（也可以用客家酒酿，也叫醪糟）煮鸡蛋吃，以固住肾气，协助肾气升腾，助人入睡。另外，也可以喝一些品质好的红葡萄酒，也有助于安眠。

第二，多吃一些能够滋补肾气的东西，比如，黄芪、枸杞泡茶，桂圆、枸杞炖鸡等。

第三，神经衰弱的人往往脾胃不好，身体消瘦，脸色差，可以用萝卜籽、山楂、冰糖煮水喝，有助于健脾利胃。

第四，适量运动，比如早晨运动20分钟，晚饭过后散步半小时。另外，可以尝试道家暖足方，泡一泡脚，如果能出一身汗，对睡眠会有很大的促进作用。

除了用以上方法进行调理外，人们还应该加强日常保健。神经衰弱的发生与心理、生活习惯是密不可分的。当心理紧张的时候，身体会产生酸性物质（就是中医说的阴性物质），会对心血管、肝脏、肾脏机能造成阻碍。

俗话说，心病可致身病，现代人不可避免地会焦虑、会感到压力大，因此，人们应该注重心理健康，凡事要想得开，退一步海阔天空嘛！

另外，还应该改变不良的生活习惯，少上网、少打麻将、少抽烟喝酒，以免损耗我们宝贵的先天肾气。

【求医录】

患者问：

我平时失眠多梦，好像有些健忘，很容易把事情忘掉，是不是生病了？

铁牛老师答：

这都是你睡眠不足，肾气不足，身体产生了紊乱的现象。平时要多休息，不要太紧张。另外，还要补充肾津，可以用花生叶一把，也叫合手，每天去煮水喝，喝一两个月，对失眠和健忘效果很显著。

患者问：

我老公每天打呼噜，非常响，吵得我难以入眠，您有什么好方法么？

铁牛老师答：

用花椒五到十粒，睡前冲开水一小杯，连服五天，基本都可以治愈。

手不停地抖动，关键在固肾升阳

有些人的手会情不自禁地抖动。造成手抖的原因有很多：肾虚会抖；神经黏连会抖；受过外伤、受损了也会抖。但总体上说，不外乎气血淤堵、肾气不足所致。

前几天，我在看一个健康节目时，看到一位40来岁的病人，手抖动得特别厉害，医生让他在纸上画螺旋线，他画出的居然是锯齿形状。他告诉医生，这是他们家的遗传，她妈妈、姥姥、姐姐、弟弟都有这个毛病，而他是一个美术工作者，就因为这个毛病，葬送了他的大好前程。

另外，他手抖还有一个特点，喝了酒就不抖。喝第一杯酒的时候，手抖得非常厉害，要两只手把着酒杯，酒才不至于洒出来，可连喝两杯后，手就不抖了。于是，他每晚睡觉前都喝一两杯酒，但是不能解决根本问题。

西医称这位患者的情况为原发性震颤。原发性震颤是神经系统较为常见的疾病之一，又称为特发性震颤、良性震颤。患者常有家庭史，故也称为遗传性震颤或家庭性震颤。该疾病任何年龄均可发病，平均起病年龄45岁左右，60岁以上人群患病率为1300~5050人/10万人。

震颤往往是疾病的唯一症状，以双手的动作性震颤为特点，可伴有头部、口面部、下颌的震颤。许多因素可以影响震颤，如饥饿、疲劳、激动和温度（热水浴）等会加重震颤，睡眠时可缓解。原发性震颤患者对乙醇（酒精）的反应是特征性的，许多患者即使少量饮酒就可减少震颤，但数小时后震颤会加重。

医生说，他这是一种基因缺陷，影响到他脑子里的某几根神经，要通过电击刺激的方法，或手术切除的方法来根治。这个病人当时不是很情愿，他担心会产生副作用，他还担心手抖的毛病会传给他的孩子，他就问医生，有没有一些保守的疗法，但是没有得到直接的答复。

其实，像这位患者的情况，是可以用保守的方法来调理的。我先来说一说，手为什么会抖？手抖的原因有很多，寒淤、气血淤堵会抖；肾气不足也会抖；有些人的任督二脉，任何一个不通畅他就会抖。

举一个形象的例子，一个长长的软水管，你把前边中间稍稍捏住，开始往里面贮水，水龙头一开，水管就会像蛇一样剧烈扭摆。不通，管子就会抖动。你把手张开，水通了以后，它就不抖动了。水管就好比是我们的经脉，而水就是气血。经脉淤堵（手捏住水管），气血不充盈（水压不够）就会造成抖动。

前面讲到这个人喝了酒，手就不会发抖了，这是因为酒使他的阳气升腾上来了，气血运行加快了，淤堵的地方、黏连的地方气血冲过去了，自然就不抖了。还有，人体的肾气不够充盈，有的人先天肾气虚弱，经脉中稍微有淤堵，气血就冲不过去，这时候手也会抖动。刚才的这位患者脸色苍白，就是肾气虚弱的常见表现。

一般手抖的人多在40岁以上，那时候人的肾气虚弱了，抖得就会很厉害。很少看到十几岁的小孩手会抖，因为孩子的肾气非常充盈。

我调理手抖动的方法首要就是固肾、升阳。用黄酒（或客家米酒）煮鸡蛋来升腾阳气，或用桂圆、当归、党参炖汤喝。

其次，调节好生活方式，平时休息好，不要过耗。有些人本身肾气就不够，还加班熬夜，过度性生活，这无疑是雪上加霜。

再次，就是疏通脉络，可以用生姜（200克）、姜苗、橘子皮，加上枫树籽、枫树叶、樟树叶、白酒，煮水去泡澡，发汗。用来疏通寒淤、畅通血脉。

最后，还要做一些运动：把手伸直，用手指根关节的阴劲空抓，以活动脉络。双手两侧伸直抖动，用来刺激末梢，使气血运行加快。

【求医录】

患者问：

我妈妈不仅手抖，下颌也会震颤，可不可以采用你说的这个方法进行调理呢?

铁牛老师答：

可以的，震颤往往是疾病的唯一症状，以双手的动作性震颤为特点，可伴有头部、口面部、下颌的震颤。

老年痴呆症患者的第二春

我们无法阻止衰老，但是我们却能延缓，或者阻止老年痴呆的到来。经过有效的调理，让每一位老年痴呆患者都能迎来幸福的第二春。

五年前，一位朋友介绍一个老年痴呆症病人来我这里调理，来的时候，这位老人的情况已经很严重，坐在轮椅上，手脚动弹不得，头偏向一边，目光呆滞。据家人介绍，这位老人是在三年前确诊为老年痴呆的。医院检查，发现他有脑萎缩的迹象，医生说没有办法了，家属就抱着一线希望，到我这里来看看。

我仔细观察这个病人后，发现他的舌苔很厚，手冰凉，手伸直后会出现明显的抖动。不过，幸运的是，这个人的胃口还不错。

其实，痴呆症是老年人常见的病症。人上了年纪，由于耗损过度，肾气虚弱，身体寒淤，大脑供养不足，使中枢神经无法控制身体，甚至出现局部脑萎缩的现象。轻者会出现记忆力衰退、行动缓慢、手指颤抖，严重的会导致目光呆滞、语言障碍、无法行动、生活无法自理等。

对于这种病的调理，我会采取疏通气血，扶固肾气的方法，如果患者能够有毅力坚持，并配合调理，往往会有明显的改善。调理的方法如下：

第一，用道家暖足方泡脚，促进大量发汗，同时补充养生茶，祛除寒气，第一个星期每天一次，之后隔天一次。

第二，每天喝道家养生茶，用后天水谷之气来滋养先天肾气，固住肾气。

第三，每天喝道家排毒茶，用来排除体内垃圾，疏通淤堵。

第四，用柚子叶或橘子叶、枫树叶（10个）、生姜（200~250克），煮沸后，洗头，隔两天洗一次，以疏通头部气血。

第五，用桂圆（5~10个）、红枣（6~7个）、枸杞（20~30克）煮瘦肉汤喝，前7天每天一次，后49天隔天一次，助其肾气升腾。

第六，每天做手指操：手指伸直，然后用力握拳，同时两臂左右平伸、前伸、上举各36次。刺激其中枢神经和末端神经的联系。

老人回去后，按照我教给他的方法进行调理。一个星期后，通过连续泡脚，使手足冰凉的情况得到有效的缓解；一个月后，就可以摇头了，讲话也不那么含糊了。

从第二个月开始，我让他用道家清和浴泡澡，疏通全身血脉，一周泡两次澡，或隔天泡一次脚；到了第三个月，他的手可以自如地握住筷子了，可以自己吃饭了；到四五个月的时候他就不用坐轮椅了，生活基本自理。

对于老年痴呆症，我调理过的患者，有发病三年的、五年的，还有十几年的。一般在八年以内，都会有明显效果；三年以内的成功率更高；如超过十年，只能说是改善，而具体改善到什么程度，就要看患者的坚持情况。

【求医录】

患者问：

我奶奶今年快80岁了，平时做事总是丢三落四的，这是不是老年痴呆的表现呢？

铁牛老师答：

我只能说有这种可能性，因为老年痴呆病人常常表现为“丢三落四”、“说完就忘”,同一问题反复提问，但具体的情况还要到医院检查之后，才能确诊。

拔出寒气，祛除风湿老病根

患上风湿病的根本原因是身体湿气过重，造成身体气血运行缓慢，而气血运行缓慢又会反过来加重寒湿之气的堆积。所以，拔出寒气，加快气血运行，乃是调理风湿之根本。

风湿病人最痛苦的时候莫过于早晨。早晨起来，手指僵硬，关节疼痛，活动不便，等到太阳升起来后，稍微活动一下，情况才会有所好转。这是因为太阳出来了，身体里的寒毒跑出来一些，病人就会感觉舒服一些。

几年前几个小伙子用竹轿子抬着一个50多岁的中年男性来找我。他患的是类风湿。这种病的危害很大，如果不能及时治疗，就有瘫痪的可能。

当时，这个病人连路都走不了，脸色通红通红的，嘴唇发黑，如果再发展下去，就有可能发展为风湿性心脏病。通过进一步了解得知，此人是渔民，经常在江里面捞沙子、打鱼，江里湿气太大，很容易导致寒邪入侵。结合他的情况，我给他进行了如下调理：

首先，用1000克生姜，1000克葱、500克柚子皮（或橘子皮）煮一大锅水，再往里面加上500毫升酒，用这个水去泡澡，直到把全身泡红为止，泡澡的过程中，要用毛巾不停地洗头。隔天一次。一周之后，每周两次。

其次，每天吃一些具有升腾作用的食物，如桂圆、红枣、枸杞、当归、党参、生姜煮汤煮水喝，也可以吃黄酒（或客家米酒）煮鸡蛋。

这个病人坚持了三个月后，可以下地缓慢行走了，手脚变形、关节无法弯曲的现象也得到极大的缓解。症状缓解之后，他再也不打鱼了，他说赚太多的钱，也没有身体健康重要。

江南有“鱼米之乡”之称，以打鱼为生的人，很容易患上风湿病。还有些人患上风湿病，与住房有关。有许多人喜欢买靠江、靠海的房子，因为这种地方风景好。殊不知，这些地方往往湿气重，最容易使寒湿进入身体，造成风湿、湿疹、湿热之类的疾病。

调理风湿，我习惯采用的方法是洗、泡、喝。通过泡脚（道家暖足方）、泡澡（道家清和浴），大量排汗，促使气血运行加快，从内而外地迫使湿寒之气从身体里向外发散。同时，喝姜汤、养生茶、猴儿玉液以提升阳气。

有人问我桑拿能不能达到同样的效果，我告诉他不行，因为桑拿是从外部快速逼压毛孔，虽然使人出汗，但都是表皮的寒，根本无法促使内在的气血运行，起不到由内而外的排寒效果。

还有人问我艾灸、拔火罐行不行，通常这些方法只会在局部起到一些效果。而风湿往往是全身问题，关节、肌肉都可能有寒气，只是局部表现得比较突出而已。如果只是解决局部问题，其他地方的寒气还是会侵蚀过来，使风湿久治不愈。

无论是治疗疾病，还是调理疾病，都不能独立地看，不能把它拆分开来，必须从整体改善人体环境入手。风湿的调理也应该如此。

【求医录】

患者问：

我患风湿性关节炎好多年了，我想问一下，这种病需要忌口吗？

铁牛老师答：

一般说风湿性关节炎患者可以食用任何食物，不必忌口。只是在急性期或急性发作，关节红肿灼热时，不宜进食辛辣刺激的食物，久病脾胃虚寒者少食生冷瓜果及虾、蟹之类。

白血病的调养方法

很多人认为，患上白血病，即便不被死神带走，也是与死神擦肩而过。别的不说，就是放疗化疗的痛苦，就足以让人失去战胜病魔的勇气。其实，我们本可以不必如此摧残身体，养好肾精，也能柳暗花明。

七年前，一个20岁出头的女孩被诊断为白血病。当时，这个女孩正在读大学三年级，精神压力特别大，加上功课紧张，使她的身体异常虚弱。经人介绍，这个女孩找到我，问我该怎么办？

我对她说："你最好休学半年，回家好好休养，学校功课紧张，又没有人照顾，对病情的恢复是非常不利的。"然后，我叮嘱她要积极配合医院的治疗，同时要注意日常调养。我给她开了一组调养的方子，让她回家照着做。

第一，当归、黄芪、党参、枸杞、淮山、太子参均量，炖猪瘦肉汤吃，或者直接煮茶，或者煮黄酒，一天两次，大概21天的量，用来滋养肾津、调理脾胃。

第二，每月至少炖四次鸡（每周一次），清炖，炖的时候加一点儿山药、枸杞，也可以用乌鸡，再多加点儿花生米（带红衣），用以滋养肾气、养血。

第三，每次饭前吃21粒带红衣的生花生米，早、中、晚各一次，用于补血。或者用花生衣30个左右加一些枸杞、红糖煮黄酒，或者用黄酒煮鸡蛋的方法都可以。

第四，常吃用天冬门30克、猪瘦肉100克、粳米100克煮的粥，可以补血。

第五，定期泡脚，每周三次，或者每周泡一次澡。可以采用我们前面推荐的道家暖足方和道家清和浴，增加排汗，使身体收摄、运化和代谢加快，达到疏通血脉、打通淤堵的目的。

经过半年的治疗和调理后，女孩给我打来电话，兴奋地告诉我，她的身体出现了本质的变化，白细胞的量恢复了正常，各项指标也下来了。接着，我鼓励她继续坚持，好好巩固现有的成果，放松心情，改变不良的生活习惯，注意休息，并给她开了一些持续调理的方子。至今，七年过去了，这个女孩依然健在。

中医认为，白血病主要是因肾气不足，运化不到位，以致虚劳，造成肝脏造血、脾胃摄血、肺部肃降功能紊乱而造成的病症。另外，血运不畅，淤阻脉络，也是不可忽视的原因。

有人曾问我这样一个问题：为什么现在的白血病呈现增长的趋势呢？据我观察，原因主要有以下几个方面：

首先是环境的污染严重，比如空气污染、装修污染、化学毒素，都会造成血液的余毒，破坏肝和骨髓的造血功能。

其次是现代人的精神压力、工作压力过大，经济困难的家庭压力更大，过度劳累会造成身体虚劳，肾功能衰弱。

【求医录】

患者问：

白血病有什么方法可以调理呢？

铁牛老师答：

天冬门（或麦冬）、当归、党参、枸杞各30克，猪瘦肉100克，粳米100克煮粥，可以补血；西洋参15克，淮山30克，红枣20枚，乌鸡500克左右一只，加入生姜炖汤；也可以用红皮花生衣，加红枣泡茶喝。

8

各类杂症的调理

痛则不通，通则无病

人体就如同一架复杂的大机器，机器运转有序，身体就处在健康状态，一旦线路出了故障，不通畅了，就会导致部分身体机能瘫痪，甚至是牵一发而动全身，正所谓痛则不通，通则无病。

我们说所有慢性病，都是身体内在的原因及生活的环境造成的。我们经常听人讲，酸性物质是身体健康的大敌。而所谓酸性环境，往往是人吃了过多腐败的食物，如肉类、鱼类、海鲜，在身体产生过多的垃圾。

垃圾多了，身体就会出现障结，阻碍气血运行。垃圾堵在哪里，哪里就会出问题，引发类风湿、关节炎、皮肤病、癌症、心血管等疾病。我们叫百病归淤。

我们调理慢性病，核心就是要解决淤和堵，从整个内部环境入手去解决，比如要促进排汗、排尿、大便通畅，继而达到气血的通畅。通畅了自然就不堵了，也就没有病了。

五通是指汗液通、大小便通、气血通、痰液通。只有做到这五通，身体才能健康。如果五通不通，就会致使寒气、毒素淤塞，导致慢性病的发生。在这一节，我将总体地来讲一讲调理五通的方法。

1.汗液通

汗液排毒是人体最大、最直接的排毒方式，人通过出汗把身体黏液中的毒素排泄出来。如果汗腺不通，人体的黏液酸性、毒性就会加重，这就如同一潭死水，时间久了，就会变质发臭，从而导致皮肤病、亚健康，甚至是心血管疾病、癌症的发生。

现代人普遍缺少运动，夏天又喜欢在空调房里“躲猫猫”，所以，汗液排泄很容易出问题，导致身体的运化功能、升腾代谢出现障结。那么，如何才能促进人体的排汗呢？

不妨尝试道家暖足方和道家清和浴，可以让人出汗出得痛快淋漓。另外，在出汗的同时，需要及时补充水分，通过排汗和补水，就可以把淤积在身体里的“死水”替换成新鲜的、有营养的活水。

道家暖足方和道家清和浴的排汗方法是发挥食物精华的渗透性，从内而外促使人体气血运行加快，以达到自然排汗的目的。

2.小便通

小便不畅会出现尿频、夜尿、尿少、尿不净、尿痛等症状，其原因不单是膀胱系统出问题，而是肾元、肾气虚弱的表现。为什么老人小便时间久、散落，而小孩小便强劲有力呢？就是因为老人的肾元不如小孩充足。尿频、夜尿则是肾元的固摄能力不强所致。

小便不畅可用排毒茶来促使排尿，它可以促使身体中的毒素通过尿液排出体外。有些人喝完排毒茶之后排尿，会发现尿液呈现黄色，且有泡沫，这说明身体中的毒素被排出来了，坚持喝一段时间，尿液就会变清澈。

3.大便通

大便也是人体的主要排毒方式，它不仅能够排除胃肠消化食物的垃圾，还能把器官脏腑中的毒素排出来。大便不通，也叫“便秘”，有的三五天，甚至一周才解一次大便；有的排便困难，大便干结。便秘虽不是什么大病，但危害是不可忽视的。

大便不通会引发腹胀、食欲缺乏，还会导致排毒功能受阻。对女性来说，大便不通会增加体内毒素，导致新陈代谢紊乱、内分泌失调及微量元素不均衡，出现皮肤色素沉着、瘙痒、面色无华、毛发枯干等症状。

对于大便不通的情况，我们建议喝排毒茶。如果喝了排毒茶后，大便呈现黑色、焦黑，并带有很多黏液，这都是好现象，这说明身体中的寒淤、毒素被排了出来。

4.气血通

气血通包括先天之气和后天之气通畅：先天之气是指肾气，后天之气是指脾胃的食谷之气。气血是不能分开的，两者之间可以不断地转换，总之是气断则血停、血尽则气亡。对于气血不通的情况，我们可以通过以下方法来调理：

首先，适当增加运动，可以多泡脚，增加体内的气血运化；多排汗，排出血液中的垃圾。

其次，多吃一些增进脾胃运化的东西，如山药、养生茶、糙米。

再次，提高睡眠质量。中医说肝养血，睡眠好，肝就能养好。

最后，固住肾气。多吃一些生阳的东西，如枸杞、桂圆。同时减少虚耗，注意劳逸结合，合理性生活，以免造成虚耗。

5.痰液通

五脏中的毒素除了通过汗液、大小便排出外，还可以通过痰液排出，比如咳嗽和咳痰。通常人们一发现自己咳嗽、咳痰，就很紧张，其实，咳痰是一件好事。身体里含有痰湿，如果这些痰湿排不出来，就会发展为皮肤病、上火、溃疡，甚至是癌症。

另外，唾液、眼泪、鼻涕也能排泄身体里的废物，眼泪可以排出肝部毒素，而鼻涕是淋巴排毒与身体排寒的现象。

【求医录】

患者问：

我小便不畅，平时气血也不太好，我该如何调理呢？

铁牛老师答：

可以通过排毒食物促进身体排毒，还可以喝排毒茶，强化脾胃运化，滋养、固住肾气，加快排尿。

多排汗，身体才能健康

汗是人体天然的养生师，排汗可以带走身体里的毒素，让你的身体保持健康。相反，经常不出汗，身体循环就会受到影响，内分泌也会出问题。

两年前，张女士来找我。她说不知道是怎么回事，总是精神不振，手脚冰冷，还有痛经，去医院检查，医生说是内分泌出了问题，吃了些药，也不见好转。张女士虽然只有30多岁，但脸色苍白，脸上、手上长满了斑和皱纹，像个半老徐娘。

简单了解了她的情况之后，我问她："你平时爱出汗吗？""出汗？我已经很长时间没出汗了！我不怎么爱动，天气热的时候，就躲在空调房里，根本不会出汗。"于是，我对她说："你的问题就是出汗太少了，不出汗，体液中的垃圾就无法排出，就会造成体内寒气淤堵。"

她又问我，"那我这个情况，该怎么办呢？"我笑着回答："容易！——多出汗，多排毒，就好了。"我给她推荐了两种促进排汗的方法：

首先，吃一些升阳的食物，早晨起来先不要吃饭，用姜、葱和红糖煮水吃。

其次，每隔一天泡泡脚，用姜、橘子皮、香蕉皮、花椒煮水，先蒸后泡，之后，喝养生茶，补充水分。

半个月后，张女士给我打来电话，言语中透露出喜悦之情，"你这一招还真灵，早上一吃姜，全身就冒汗，泡脚更是舒服，出汗的感觉真好！"我叮嘱她，以后不要总在空调下吹风，要到户外多运动运动，她欣然答应了。

没过多久，她又打来电话，不解地问我："我没做美容，最近却发现皮肤变得细腻光滑了很多，这是为什么呢？"我解释说："因为汗液帮你把身体里的毒素排出来了，无毒，皮肤自然变好了。"

现代生活，冷了有暖气，热了有空调，日子是滋润、舒服了，我们的身体却向我们提出了抗议。常用空调和暖气，会破坏人体自身的调节能力，汗排不出来，就会使身体中的黏液变酸、变毒，最终引发疾病。

所以，我想提醒大家，千万不要以为长期待在空调房里是好事，它正在悄悄地让你的身体发生变化哦。

【求医录】

患者问：

我小便不畅，平时气血也不太好，我该如何调理呢？

铁牛老师答：

可以通过排毒食物促进身体排毒，还可以喝排毒茶，强化脾胃运化，滋养、固住肾气，加快排尿。

皮肤病不是皮肤的病

“野火烧不尽，春风吹又生。”用这两句诗来形容皮肤病，最恰当不过了。那么，皮肤病真的这么难治吗？其实不是的，关键是没有找到根源。皮肤病常常不是皮肤的病，治疗皮肤病不是哪里有问题，就往哪里擦药，应该透过现象看本质。

有人说我喜欢故弄玄虚，不按常理出牌，别人看病是哪里有病医哪里，而我是专挑没病的地方调理。

两年前，有一位60多岁的阿姨来找我，她患牛皮癣20多年了，手臂、腋下、背部、胸部、大腿两侧都出现了不同程度的问题，皮肤看起来就像斑马一样。

她告诉我说，她去过很多地方，也找了很多医生看，其中不乏知名专家，都没有治好。我问她，是怎么治疗的呢？她苦恼地一笑："还能有什么办法，就两招，一招吃药，不是西药就是中药，还有一招就是擦药，擦完西药擦中药。"

我看这位阿姨的表情就知道她对自己的病已失去了信心，到我这里来，不过是碰碰运气。于是，我问她："你觉着这病能看好吗？"果不其然，她不假思索地回答："我看够呛！这病就是个死灰复燃的病。"

"你的问题不在皮肤上，而是在身体内部，我试着帮你调理一下吧，我们先用自然调理法——泡澡。"

"用药都不能治好，泡澡就能治好？！"阿姨脸上写着不信任。

当天，我用自然调理法给她泡澡。泡完后，水面上漂满了厚厚一层的皮屑，她身上也血淋淋的——她一边泡一边抓。泡完之后，我让她大量喝水，第二天再来。

就这样坚持了七天，她身上的伤痕全部结痂了；十天左右，她背也不痒了，但都跑到腰上了，就是脊椎这块。我本打算给她用一些排泄药，可她的身体状况不容我用药。

第一，她患有低血压，血压只有90～70毫米汞柱，很多排泄药不能吃；第二，她患有糖尿病，一直在吃药。没办法，我只能用最简单、最保守、最安全的治疗方法——泡澡、喝排毒茶。我让她在坚持泡澡的同时，喝排毒茶。

这样大概坚持了近两个月，她的牛皮癣就大大改善了，看起来，整个人都年轻了许多，因为她几乎是重新换了一次皮肤！我跟她开玩笑说，这叫旧貌换新颜，枯木又逢春。这位阿姨乐得合不拢嘴。

由于她家离得比较远，我见她皮肤病基本康复，就让她在家里自行调理。我叮嘱她平时多吃一些生津液的东西，比如水果、蔬菜，但肉食少吃，特别是在恢复期，羊肉、牛肉、狗肉、马肉、兔肉、鹅肉都不能吃，鲤鱼不能沾，海产品要远离，还有高蛋白的食物不能吃。

又过了三个月，她特意来拜访我，兴奋地告诉我，她的低血压、糖尿病也调好了。对于身体的这个变化，她十分纳闷：我是来治疗皮肤病的，怎么能把这些病也给治好了呢?

我告诉她，虽然表面看来，你的问题出在皮肤上，实际上是因为内在（淋巴系统的排毒功能出现了故障，或脏腑中出现了病变）的毒素不断往外冒，聚集过多，就通过皮肤释放了出来。

听了我的解释，她感叹道：“看来这个皮肤病真的不是表面的问题，原来是里面的问题啊！难怪我一直治不好呢。”

【求医录】

患者问：

我儿子最近有些过敏，怎么办？

铁牛老师答：

他的体液中酸性物质太多了，多喝一些水，最好是甘蔗水三大杯，滋养肾液。

患者问：

我最近得了荨麻疹，有什么方法吗？

铁牛老师答：

你就用金银花、甘草、黄芪、党参泡水喝，可以解血液毒和肝毒，滋养肾气，一个星期后应有效果。

让黏人的湿疹一去不复返

湿疹表面上看是细菌感染引起的，但本质上还是来源于身体内部的因素，主要有两个方面：一方面是因为身体体液中酸性、寒性垃圾过多，超过了临界点；另一方面是体内某些器官排毒所致。

在南方，湿疹是一种非常普遍的疾病，这与湿热的天气密切相关。几年前，一位小伙子因患湿疹来找我。这位小伙子是一个业务员，因做业务需要，小伙子特别能喝酒，一次能喝七八瓶啤酒，没过几年，小伙子的手上就莫名其妙地起了一些水泡、红点，然后星星点点地向上蔓延，最后延伸到上肢、下肢、肚子，痒得他彻夜睡不着觉。

到医院检查，被诊断为湿疹，医生说是真菌感染或者免疫系统异常引发的，给他开了一些西药和一些外用的药膏，开始还挺管用，可过不了多久，湿疹又卷土重来，而且有愈演愈烈之势。小伙子看西医不行，又去看中医，拿了一大堆中药回来，吃了两三个星期，效果还是不明显。后来，通过朋友介绍，他就来到了我这里。

在调理之前，我先向大家介绍一下湿疹。湿疹表面上看是细菌感染引起的，但本质上还是来源于身体内部的因素，主要有两个方面，一方面是因为身体体液中酸性、寒性垃圾过多，超过了临界点造成的；另一方面是体内某些器官排毒所致。总的说起来，湿疹的诱发因素主要有以下几种情况：

1.肝脏虚弱之时，就可能会有湿疹，特别是持续性、对称性生长的湿疹，往往发生在体弱、劳累、喝酒损伤肝脏后，这是肝脏排毒的自发现象。这种情况最好到医院做一下肝脏检查。

2.工作忙碌、精神紧张的时候也容易突发湿疹，因为当人高度紧张的时候，身体的体液、血液中会产生大量酸性的毒素，从而诱发湿疹。

3.人体排汗不通畅时，体内热毒淤积也会造成湿疹。

4.环境问题，住在湿气很重的地方的人，容易患上湿疹。南方地区湿热，导致黏液中的湿毒、寒毒淤积，这种情况不但会造成湿疹，还会导致类风湿。

现在我再来说说这个小伙子，小伙子之所以会患上湿疹，应该与他爱喝酒有一定关系。饮酒过量，会对肝脏造成一定的损害，从而诱发湿疹。针对小伙子的情况，我建议他采用如下方法进行调理：

第一，养成良好的习惯，要休息好，保证充足的睡眠，放松心情，不让自己过度劳累与紧张。

第二，从排汗入手，连续用道家暖足方泡脚一个星期，然后隔天泡一次。泡的时候务必大汗淋漓，同时大量补充养生茶。

第三，平时多吃水果、养生茶，以补充人体所需的津液。

第四，每天喝排毒茶，促进肝脏、肾脏排毒，通过尿液排出体内毒素。

当天，小伙子按照我说的方法泡了一次脚，大汗淋漓，又喝了些养生茶、排毒茶。之后，他明显感觉到瘙痒减轻了。小伙子喝了排毒茶后，小便时，尿液呈现出深黄色，并伴有大量泡沫。这说明小伙子体内有酸毒。

两个星期后，小伙子打来电话，说湿疹全部消失了，皮肤也变得细嫩了。我叮嘱小伙子，以后一定要注意休息，不要喝太多的酒，平时要隔两三天喝一次排毒茶，一个星期泡一次脚，确保身体的毒素不淤积。这样不仅能防治湿疹，还能降低其他疾病的发生几率。

【求医录】

患者问：

我的湿疹被您调理好了，以后还能喝酒吗？

铁牛老师答：

湿疹期间要禁食酒类、辛辣刺激性食品，避免鱼虾等易于产生酸性垃圾的食物，即使调理好了，这些食物也要尽量少吃少喝。

患者问：

上次我的皮肤湿疹你给我治好了，我有一个朋友也是湿疹，用你上次给我的调理方法行么？

铁牛老师答：

不能这样，同样是湿疹，但因素很多，可能是体液，也可能是其他脏腑的毛病，你要让他来我这看一看才知道。（后来经证实，这个朋友是肝脏小三阳，我帮他调好了肝脏，湿疹就消失了——他的湿疹其实是肝脏的排毒。）

患者问：

我的手上起了一些湿疹，也不大，去医院又觉得麻烦，您有方法么?

铁牛老师答：

可以用樟脑丸，放在陈醋中，浸泡两三天，然后捣烂，用陈醋擦患部，每天三次，有奇效。

患者问：

我的阴部有一些湿疹，怎么解决?

铁牛老师答：

就用鱼腥草煮水洗患处，即可。男女一样。

甘蔗汁和金银花祛除青春痘

青春痘是青春期阳气上扬的表现，肾津不足，就会生痘痘。甘庶汁能滋养肾津，金银花可以清除热毒，常常服用，青春痘就会乖乖被降服了。

青春痘，给年轻人带来不少烦恼。按照西医的说法，青春痘是青少年时期常见的炎性皮肤病，发病的因素包括不良饮食、内脏功能紊乱、精神紧张、体内缺锌等，而直接的原因是青春期激素分泌水平的增高、皮脂腺分泌增多、毛囊内细菌分解、毛囊口发炎所致。

从中医的角度来看，青春痘主要与内分泌有关，多属于肺胃湿热较盛。过食辛辣刺激、煎炸油腻之品，或嗜食甜食都可助湿生热，促使痘痘产生。

其实，长青春痘本身不是什么坏事，这是身体发育阶段，阳气升腾的一个外在表现，不过，它确实影响美观，特别是对于爱美的年轻人，一脸的痘痘不仅看起来让人不舒服，还会伤自尊。

小强是我一个好友的儿子，今年16岁，从今年年初开始，脸上陆陆续续冒出一些“不速之客”，起初只是三三两两，发展到最后，就成片了，红彤彤的，既难看，又瘙痒难耐，吃了很多药，痘痘却没有被降服，而且还有越长越旺之势。后来，他带着儿子来我这里做调理。我给他一组很简单的方子：

第一，用金银花煮水，清洗患部。

第二，用陈醋熏蒸患部。

第三，多喝甘蔗水。

第四，调理期间，尽量不要吃发物，比如羊肉、牛肉、海鲜之类。

拿到这个方子，小强还有点不屑一顾：“张叔叔，我吃了那么多药，都没治好，你这两下就能行？”“行不行，你试试就知道了！”小强半信半疑地拿着方子走了。

大概多了一个月，小强又来找我，“张叔叔，你太神了，你看我脸上的痘痘全没了。这是怎么回事呢？为啥吃药都没你这几招灵验呢？”

“因为没找到根呗，青春痘是人们青春期阳气上扬的表现，肾津不足，就会生痘痘，我教给你的方法，看似简单，却十分对症，甘蔗水能滋养肾津，金银花可以清除热毒，所以，你的痘痘自然就乖乖地降服了。”

“看来，应该叫你降痘大师，以后我叫我的同学都来你这里调理。”看着小强脸上绽开的笑容，我十分欣慰，助人是快乐之本嘛！

【求医录】

患者问：

我有好多同学都生了青春痘，虽然我还没长，但是我很害怕自己的脸上也长满难看的痘痘，我很想知道有没有预防的方法呢？

铁牛老师答：

有的，适当补充维生素可以预防青春痘，特别是补充维生素A能有效控制皮肤皮脂腺分泌，富含维生素A的食品主要有黄豆、茄子、萝卜、菠菜、大葱、胡萝卜、南瓜、番茄等。

除脚气，先排毒

脚气是人体内脏毒素的积累所致，比如肝上的毒素、体液的毒素，都可能以脚气的方式排出来。身体里有了毒素，排出来就是好事；如果毒素越积越多，又排不出来，就会毒害人体的内脏。要是内脏器官生了病，麻烦就大了。

西医常把脚气当做炎症来治疗，认为是细菌感染所致，于是多用一些杀菌的外用药物，在用药之后，情况会有所好转，但过不了多久，脚气又死灰复燃，大有野火烧不尽，春风吹又生的势头。

其实，细菌感染只是外部表象，脚气是人体内脏毒素的积累所致，比如肝上的毒素、体液的毒素，都可能以脚气的方式排出来。身体里有了毒素，排出来就是好事。如果毒素越积越多，又排不出来，就会毒害人体的内脏。要是内脏器官生了病，麻烦就大了。

普通的脚气的处理，我一般用保守疗法。平时可以用姜、柚子皮煮水来泡脚，也可以用道家暖足方泡脚发汗。脚洗干净以后，一定要用毛巾擦干，保持脚的干燥；多吃一些清凉解毒的食物，可以用菊花、金银花、茅根、苦瓜叶之类的东西煮水喝。

几个月前，我的一个朋友来我这里看皮肤病，朋友不仅长有湿疹，还有很严重的脚气。通过仔细观察，我发现这位朋友面色发黑，眼球混沌，手掌发黄。据此，我推测他应该患有肝病，于是，我问他，是不是肝功能不太好。

朋友很纳闷地看着我："老师，我让你帮我调理湿疹和脚气，你问我肝好不好做什么呢？""你的湿疹和脚气是外在表现，实则应该是你的肝脏出了问题。"听完我的解释，朋友明白了我的用意，告诉我，他是小三阳，就是肝炎病毒的携带者。

找到了问题的症结，解决起来，自然就水到渠成了。只要调理好此人的肝脏，湿疹和脚气自然就能痊愈。如果不明情况，用各种药物对脚气乱治一通，不仅治不好脚气，还会使肝脏的排毒通道受到阻塞，使身体越发糟糕。

朋友在我这里大概调理了两个多月，肝功能有了一定的改善，各项指标基本恢复到正常值，在这个过程中，脚气也无药自愈了。

【求医录】

患者问：

我想问一下，有脚气病，需要忌口吗？

铁牛老师答：

患有脚气，勿吃容易引发出汗的食品，如辣椒、生葱、生蒜等。

盗汗：月子没坐好，寒气侵蚀了脾、肝

月子没坐好，寒气侵蚀了脾、肝。腰酸、腰痛，容易盗汗。身体就像一部机器，要时常保养，才能经久耐用。

前几年，有一位姓钟的女士来找我，此人二十八九的样子。“我经常出汗，稍微一动就一身汗，而且出了汗之后，人就发晕，您说是怎么回事呢？”我仔细观察来人：脸色较差，耳朵发暗，嘴唇偏乌，鼻子上毛孔很粗，有很多黑头。

盗汗的发生应该有一定的根源，于是，我问她：“这种情况是从什么时候开始的呢？”“已经有五年了，生完孩子就这样了。”“那说说你坐月子的情况吧？”因为我推断她的盗汗十有八九是坐月子时候落下的。

她告诉我，月子没有做好。当时家里比较困难，坐月子的时候，没好好休息，老公忙生意，公婆不在身边，她自己又是洗衣服，又是煮饭，那时她就已经感觉腰酸背痛，等坐完月子，手就一直冰凉。

详细了解她的情况后，我告诉她：“钟女士，你的盗汗与坐月子没坐好有直接关系，这是寒气侵蚀你的脾、肝造成的，你现在应该还会经常腰痛。”她使劲地点了点头，“是啊，腰酸、腰痛，很不舒服。我以前的身体很好的，不知道现在怎么搞成这个样子了？”

我解释说：“你腰酸腰痛说明肾脏虚弱，身体就像一部机器，要时常保养，才能经久耐用，你以前身体好，可不代表现在身体就一定好。”然后，我给她一些调理方子，分为三个阶段：

第一周，吃一些暖体的东西——用阿胶炖黄酒，每天吃一次。

第二周，用桂圆、当归再加一点党参、枸杞、红枣，用酒酿煮来喝，吃半个月左右。

三周后，浮小麦（能浮在水上的小麦，就是瘪小麦）、贡枣12枚，每天煲茶喝，喝四十五天。

另外，我还叮嘱她，在调养的时间里，千万不要吃寒凉的食物，如冰棒、冷饮、冰淇淋等。

钟女士严格按照我的方法去做了，过了两周，也就是用到第二组方子的时候，以前睡觉容易出汗的现象，明显不那么严重了。我告诉她要继续坚持，直到不出虚汗再停止，以后每天早上用温水加一点蜂蜜、生姜喝，另外，可配合长期服用养生茶。

【求医录】

患者问：

盗汗不就是爱出汗吗，这也是病吗？

铁牛老师答：

是的，盗汗也是病，因为它是肾脏虚弱，收摄力降低，无法控制的排汗现象，盗汗会让人身体的营养成分快速流失。

会“降火”，吃啥都不“上火”

人体气血的运转就像烧开水，灶膛里火越烧越旺，水壶中的水（津液）就会变成气体，用以提供人体所需要的能量。假若灶膛里的火苗很旺，而水壶中却没有水（津液）了，人就会上火了，所以说，“百火皆因津液不足”。

我们通常说的“上火”是中医术语，是指人体阴阳失衡，内火旺盛。所谓的“火”是形容身体内某些热性的症状，而上火就是人体阴阳失衡后出现的内热症。简单地说，上火就是津液不足。

人体的津液包括肾津液、肺津液、脾胃津液、唾液等，五脏六腑都有自己的津液。其中肾脏的津液是最根本的，五脏六腑的津液也可以互相借调，某个脏腑的津液不足了，也会调用其他脏腑的津液。

“火”可分为“实火”和“虚火”两类，大部分人上火都是虚火，是因体内津液不足造成的上火。可能有人会觉得不就是上火吗？没什么大不了的，多喝些凉茶、冷饮，很快就会好的。

用这种方法只能解决表面问题，治标不治本。因为凉茶、冷饮只是把人体的火气暂时压住了，如不及时补充津液，过不了多久，又会上火。所以会越喝凉茶、冷饮，越上火，而且长时间喝这些降火的东西还会损伤肾脏，损伤人体的阳气。因此，要想彻底“灭火”，还得补充津液。

一次，一位朋友请我吃饭，在饭桌上，这位朋友就抱怨开了：“我工作努力，可就是和同事搞不好关系，这次年底评先进，就因为这个又没评上，这已经是第三年没评上了，真气人！”我呵呵一笑：“是不是最近就因为这个上火了？”“您怎么知道啊？”朋友一脸的疑惑。

“你的火都烧到眉毛了，我还看不出来嘛！”我开玩笑地说。“是啊，最近吃点热东西也上火，觉也睡不好，喉咙发干，还痛，真是倒霉透顶！”

在生活中，恐怕像我这位朋友这样的人大有人在。现代社会是一个“压力社会”，人们的工作、生活、学习都非常紧张、繁忙，在充满竞争和压力的环境下，很容易上火。那么，一旦上火，该如何“灭火”呢？

第一，化解工作压力，化压力为动力，快乐生活，快乐工作，放下心理包袱，不要经常熬夜，一定要保证充足的睡眠。

第二，如有口腔溃疡，就用大量枸杞泡水喝，可以升津；也可以用盐水漱漱口，有消炎作用。

第三，上火期间，多喝些水果汁，也有助于生津。

第四，若眼睛干涩，可用一些白菊花或金银花加上枸杞泡茶喝。另外，用我们介绍的养生茶代替平时的茶饮，也能去火。

第五，平时口里咀嚼用的津液，不要吐掉，舌头搅动后，吞下去。

我的朋友按照我教给他的方法，进行了三天。第三天，我在街上偶遇这位朋友，朋友高兴地说："张老师，您给我的这个法子还真管用，现在我就是吃煎炸的东西，也不上火了。"我微微一笑："这就是你津足了，津足则气足，那些炸的东西也就不会把你怎么样了。"

上火肯定要降火，这是自然的，但有些人一发现自己上火，就急着降，其实，这是一个误区。平时偶尔上火、牙疼、扁桃体发炎，这是好事。因为这些都是身体的警报系统，只有身体出了问题，它们才会表现出来。上火也是在告诉我们，身体透支了，该好好调一调，休息休息了。

【求医录】

患者问：

我上火牙痛，医生说我患有牙周炎、牙龈炎，我该怎么办啊？

铁牛老师答：

教你一个简单的方法：100克绿豆，竹叶50克，加水1000毫升，煮15分钟，一天喝两次，两天左右就能好转。

患者问：

鼻子经常出血怎么办？

铁牛老师答：

这是肺的肃降功能减弱，导致气血上溢，造成鼻子出血（天天流一点）。我们一般用茅根煮水，超市就能买到，鲜品250克（或干品100克），一天喝两次，一两天可解决。

小伤小痛小妙方

生活中总会有些我们意想不到的小意外，比如劳动时，不小心弄伤手臂，虽没伤筋动骨，但血流不止，还是很吓人的。不用慌，本节将告诉你几招处理小伤小痛的妙方，不用求人，在家就能止痛、止血。

生活中，受伤是常见的事情。出血、青淤是其中比较常见的两种情况。以前，我在江西，常有当地老俵找我帮忙，一般没有伤筋动骨的话，通过我的调理，用不了多久就能恢复。

当然，如果条件允许的话，一般的小伤，比如破了一点皮、出了一点血，最好是到医院或者药店买些双氧水(过氧化氢)、创伤药、创可贴，简单处理一下。我在这里要讲的是，就近没有医院、药店、伤药的情况，该如何处理。

如果没有出血，只出现了青淤，不要着急处理，半个小时之后再做处理。处理的方法也很简单，你可以到厨房找一片生姜，蘸酒去擦青淤之处，然后用姜和土豆，捣碎，敷在伤口上。有助于散淤散结、消肿。

如果肿胀得比较严重，你可以拿电吹风，对着肿胀的地方慢慢转着圈加热，同时拿度数较高的酒擦清淤之处，一边吹一半擦，反复进行，一般一两天就能消肿。

如果出现了出血情况，首先用棉签把伤口清洗干净，然后用度数较高的白酒消一下毒。再用茶油、芝麻油、花生油，涂抹伤口，加快愈合。在受伤期间最好不要吃发物，比如牛肉、狗肉、羊肉、海产品之类的食物。

如果是在野外，比如在山上采药、在田间劳动，不小心受伤出血了，可以找一些茶树、毛竹，刮下表皮上白色的粉末来止血；可以找一些樟树叶、荠菜叶，用嘴嚼烂，涂抹在伤口上，也能止血；还有将红薯叶、花生苗嚼烂了，敷在伤口上，也能止血。

有时候伤口处理不好，会感染，造成红肿、流脓。这时可以用蜂王浆涂在伤口上，然后拿纱布盖住伤口，这个方法对拔毒和消炎都很好。如果在田边地头，可以在田边找一些犁头草，找来捣烂敷在伤口周边。

如果身边无一物，伤口流血了，怎么办？俗话说，天无绝人之路，实在不行，还可以用唾液。唾液具有消毒、止痛的效果，平时我们可以看到有些小动物在受伤之后，会用舌头舔自己的伤口，就是这个道理。

【求医录】

患者问：

我想问一下，如何判断是否骨折？

铁牛老师答：

若伤处疼痛剧烈，局部肿胀明显，有皮下瘀血、青紫，出现外观畸形，就有骨折的危险。另外，骨折的人一般多有功能性障碍。

患者问：

我烧开水的时候烫伤了，您看有没有处理方法？

铁牛老师答：

如果有破皮，可以用香油和蜂蜜按照6：4的比例，煮一分钟涂抹，伤处可以止痛，疗伤效果奇佳，而且不会溃烂，不留痕迹。如果没有破皮，可以用香油、陈醋、蜂蜜按照5：1：4的比例。

患者问：

我的手上次给划破了，很久都好不了，无法愈合，有没有什么办法？

铁牛老师答：

用纱布包住豆腐渣，敷在伤口，可以加快愈合。

患者问：

烧伤该如何处理啊？

铁牛老师答：

先把土豆煮25分钟，然后把土豆皮剥下，裁成与伤口一样大小，敷在伤口上面，用消毒纱布扎紧，3~4天即可见效。

患者问：

我一个北方朋友，脚有一些冻伤，有什么好方法？

铁牛老师答：

把一个白萝卜切成两截，将切开断面烤热，擦冻伤处，切掉断面再烤热、再擦。也可以用姜代替萝卜。

伤筋动骨不用100天

人们常说：伤筋动骨100天。用以说明骨伤恢复之慢。漫长的恢复期对病人来说确实是一种痛苦的折磨。欲想尽早恢复，静养和食补是必不可少的。增加了骨头生长所需要的营养，恢复自然指日可待了。

我在山里长大，经常会遇到不小心碰伤、跌断骨头的情况。对于这种情况，大部分人都要去医院，现在医院里有一套完整的接骨、固定方法。所以，怎么接骨这里不讲，我要讲的是骨伤后期调养的方法。

几年前，一个45岁左右的中年男子，在山上砍柴，不小心跌到废弃的矿井里面，矿井很深，造成了他腿部粉碎性骨折。去医院后，医生给他打了石膏，做了固定，就让他回家慢慢调养。

俗话说，伤筋动骨100天，何况他是粉碎性骨折。但对他来说，休息这么长时间，实在是难熬，一方面腿部的伤很痛，另一方面家里就他一个劳力，躺太久也不行。于是，他找到我，问我有没有好方法让他快点好起来。当时医院没有给他开很多的药，只是让他静养。

我结合他的情况，制定了一套调理方法。

第一，在家里静养，不要乱动，一定要在床上平卧。

第二，不要乱吃东西，特别是发物，比如狗肉、羊肉，还有，寒凉的东西千万不能碰。

第三，每天用龙骨加上田七15~20克，炖龙骨汤吃，这会加快骨头修复速度。

第四，除了龙骨汤以外，还可以炖点小鸡、做一些乌鱼汤吃，这也能帮助加快恢复。

他按照我说的方法坚持了一段时间，大大缩短了骨头愈合的时间。骨头愈合之后，我让他再养一养，平时经常用电吹风旋转地吹患部，有助于疏通气血，促进脉络的恢复。没过多久，他就可以下地活动了。

现在很多人喜欢户外运动，登山是深受喜爱的运动之一，出现跌伤、骨折时而有之。在野外活动时出现骨伤，正确的处理对日后的恢复是非常重要的。出现这种情况，首先不要贸然搬动患者，骨折后，切不可走动，可以拿两块硬板（两块剖开的竹片最好），把受伤的腿或臂夹住，两边用绳子扎紧。然后做一个简易单架把伤者抬下山来，到就近的医院处理。

如果出血不止，又没有带伤药，该如何处理呢？可以用山上的茶树、毛竹刮下上面的白灰来止血，也可以把香烟燃尽的烟灰敷上去，再或者用山上的马齿苋嚼烂，敷在伤口上，都能起到止血的作用。

【求医录】

患者问：

我刚动了手术，有什么方法可以调理一下加速伤口愈合吗？

铁牛老师答：

你可以买一条乌鱼（也叫生鱼），洗净，去鳞，切成段，放胡椒、生姜，煲40分钟左右，煲成牛奶状的汤汁，连吃三五次，对伤口愈合极佳。

补足津液，声音不再嘶哑

嗓子说不出话，是身体里没有津液上来，五蕴紊乱了。当身体里的津液充足了，嗓子的毛病自然就好了。

侄女大学毕业后，在一所中学教音乐。由于教学任务繁重，侄女的嗓子常常感到干涩、不舒服，有时还会说不出话来。吃些消炎药，情况会有所好转，但过不了多久，又会恢复常态。工作也因此受到了影响，这让她非常苦恼。

侄女来找我，话都说不出来，一个劲地用手比划，她嘲笑自己是一个“哑巴”音乐教师。其实，像侄女这样的情况，在现实生活中并不少见。有些人讲话讲多了，嗓子会沙哑，特别是教师，每天要讲那么多的课，嗓子出现问题犹如家常便饭。

其实，无论是嗓子说不出话来，还是突发性聋（突然听不到了），都是元津不足造成的。你看刚出生的小婴儿，有时啼哭起要要来，要几个小时，嗓子都不会哑，其原因就在于婴儿的元精充足。

对于突发性聋、暴哑的情况，调理的核心是固住肾气，升发阳气。一般，有经验的医生会用一些附子（一定要煮几个小时，去除毒性）、细辛、姜等东西来调理失音的情况。嗓子说不出话，不是哑了，是身体里没有津液上来，五蕴紊乱了。出汗能够帮助升阳。在发汗的同时，要补充大量水分，多吃水果，多喝果汁，能有效补充肾津。另外，还要吃一些升阳的食物，比如用核桃、红枣、桂圆、枸杞，加上一些肉炖汤吃，效果很不错。

当我把方法告知侄女之后，侄女吃惊地看着我，在一张纸上写下一行字：您这是治病吗？怎么没有一味药呢？我回答：“给你的这个方法里不是没有药，而是有最好的药——食物就是最好的药。”

侄女点了点头，抱着试试看的想法回去了。五天之后，侄女打来电话，告诉我，她的嗓子能发出声音了，感觉嗓子舒服多了，也不发干了。这说明她的身体里津液充足了，嗓子的毛病自然就好了。

【求医录】

患者问：

我咽喉肿痛上火该怎么办？

铁牛老师答：

这些情况都是由于津液不足造成的，要补充津液，比如用枸杞泡茶喝，多吃水果汁。如果吞咽都有困难，可以口含一些浓盐水，慢慢咽下去，也有消炎作用。

患者问：

我得了中耳炎，如何处理？

铁牛老师答：

中耳炎，似病不是病，可以用黄连碾成细末，一次用5克，把它吹进耳朵里去，一天一次，一般一周左右就能好。

肾气上来了，脱发现象就大大改善了

肾虚会导致精血不足，血液循环不畅，传至头皮的时候，便会出现营养不足，发根不能吸收维持其新陈代谢的足够的营养，头发就会脱落。

前几年，我去外地出差，在火车上认识了一位林女士。林女士又瘦又高，在攀谈中，她了解到我有一些调理疾病的方法，于是，便把她的烦恼和盘托出。林女士说，自从结婚后，她的月经就不正常，有时两三个月才来一次。生完孩子之后，又开始掉头发，医生说是正常现象，过段时间就会好，可好几年过去了，她的头发依然掉个没完没了。从今年年初开始，她的腰又开始痛，真是祸不单行啊。

人到老年，由于身体机能的衰退，头发容易脱落，这是正常的生理现象，可现如今很多年轻人也纷纷加入到脱发的行列。爱美之心人皆有之，脱发让很多人烦恼不已。那么，为什么年纪轻轻地就会脱发呢?

就拿林女士来说吧，她的脱发是肾虚所致。肾虚，则毛发生长不旺，发根生长的“土壤”不肥沃，毛发难附。肾乃先天之本，是人体内五脏六腑的精华，肾虚会导致精血不足，血液循环不畅，传至头皮的时候，便会出现营养不足，发根不能吸收维持其新陈代谢的足够的营养，头发就会脱落。

肾虚分为肾阳虚与肾阴虚，脱发属于肾阴虚。阴虚的表现有面色发红、腰膝酸软、眩晕耳鸣、齿松发脱、经少或闭经、失眠健忘、口咽干燥、形体消瘦等。

因肾虚引起的脱发，调理的根本是固肾。固肾，首先就要改变不良的生活习惯，劳逸结合，工作不应过累，放松心情，保持充足的睡眠，性生活要有所节制。

其次，多吃一些对肾脏有帮助、滋养肾津的食物，如枸杞、黑芝麻、黑豆、何首乌、锁阳、党参、当归等等。

再次，多吃水果用以补充肾脏津液，常用糯米酒（或客家黄酒）放一些生姜煮鸡蛋吃，这些都是很好的促进肾气升腾的方法。

只要肾气上来了，脱发现象就可以大大改善。另外，头发干枯、分叉也是肾气不足所致，也可以采用上述方法进行调理。

当然，脱发的原因有很多，肾虚只是最重要的一个原因。另外，化学护发用品使用过多也会导致脱发，所以，人们在购买护发用品时一定要了解其中的性质和功效，不可乱用。

现在有很多厂家为吸引顾客眼球，都标榜自己的产品来自自然精华，实际上，这些精华都要用化学物质萃取。如果你想用真正自然的物质洗发，不妨用茶树枯（打茶油压出来的茶饼）、花生枯（榨花生油剩下的渣饼）洗头，不仅能去污，还能滋养头发。还可以用啤酒1/3瓶、陈醋50克的比例，用水调开来洗头，洗出来的头发又黑又亮。

【求医录】

患者问：

有没有什么去头皮屑的方法？

铁牛老师答：

啤酒两瓶，直接用啤酒洗头，一般五天能够见效。

患者问：

我的头发发质枯黄，我很羡慕别的女生有一头发光发亮的秀发，您有什么好方法么？

铁牛老师答：

用啤酒、陈醋2：1的比例，搅拌后浸湿毛巾，用毛巾擦头发，擦完后洗净，即会发光发亮。

孩子常见病的简单调理

有的父母在带孩子的时候，往往缺乏疾病的相关知识，一看到孩子病了，手忙脚乱，不知所措。有的父母不管孩子病得严重不严重，孩子一生病就往医院跑，开了一大堆药给孩子吃。有的父母甚至就到药店里买给大人吃的西药，结果对孩子的身体造成长久的伤害。

在这里，我教给年轻的父母一些小儿常见病的调理方法，使用的全是安全的食物。

1.小儿发烧

小儿发烧不一定是件坏事，它说明孩子的免疫系统在工作，身体的阳气在起作用。

小孩发烧的时候，首先要保持冷静，观察小孩发烧的持续性和症状，遇到自己把不准的情况就要尽快去医院。但普通的发烧，可以用下面的纯食物调理方法：

（1）用陈皮、冬瓜皮、红糖、生姜、葱白煮水喝，升阳发汗。及时补充水分，水果可以多吃些，可以打汁吃。

（2）用姜、葱、陈皮、柚子叶、姜苗煮水，给小儿泡脚，促使排汗。还可以用生姜煮水，至温热，给孩子敷额头。

（3）高烧，可以用食盐、葱白、生姜，加上独头大蒜，捣烂敷在小孩的肚脐上，帮助排汗降温。

（5）高烧，持续退不下来，可以用棉签蘸酒精，在太阳穴、大椎、手掌、合谷、内外关、脚板等穴位擦拭，来帮助降温。

一般来讲，发烧只要补充足够的水，能出汗，体温能够降下来，就没有危险。

遇到持续高烧不退，或者有喘的症状，就要去医院检查了，看看有没有炎症和感染，是否有肺炎。

2.小儿咳嗽

有时候小孩感冒发烧好了，却会落下咳嗽的毛病，白天咳、夜里也咳，很长时间好不了。小儿咳嗽的原因有许多，可采用以下方法调理：

（1）可以用生姜、枸杞、红枣、红糖炖水，帮助生津、排寒。

（2）可以多吃银耳汤、百合汤、莲子汤等生津的东西。

（3）吃一些固肾的东西。例如：新鲜核桃煮水喝，或者打成粉吃。

（4）平时多喝汤。鸡汤、鸽子汤、鹌鹑汤、骨头汤之类，补充能量，提升阳气。

3.小儿厌食

小儿厌食虽然不是病，但是看着孩子整天食欲缺乏，挑三拣四，个子瘦小，父母心里也难过。小儿脾胃之气弱就会厌食，吃东西不消化、胀气、肚子板硬。

一般遇到这种情况，我们可以用一些调脾胃的方法：

（1）用白萝卜、萝卜籽、萝卜叶、山楂，煮水给孩子吃。

（2）有了食欲，稳定了之后，用陈皮和生姜煮水喝，稳固疗效。

（3）平时可给孩子多喝养生茶，提升脾胃功能、增强运化。

4.小儿便秘

小儿便秘也是常见的现象，一般只要给孩子多喝水，就可以很快解决。小儿便秘和大人便秘不同，大人便秘是多年的积累所致，小儿便秘往往可能是喝奶粉不适应，上火（缺乏津液）所致。调理方法如下：

（1）可以用蜂蜜加一些陈醋，调水喝，一天喝几次。

（2）也可以用香蕉拌着蜂蜜吃。

（3）如果比较严重的，可以在水里，适当加一些甘草粉，增强排毒。

5.小儿腹泻、呕吐

小儿腹泻拉肚子的原因很多，有一种情况是消化系统不好，肚子受寒了，调理方法有：

（1）温肚子。可以用电吹风，对着肚脐边缘，转圈吹。也可以用食盐、茶叶、黑豆、谷子，炒热了之后，拿纱布包着在肚脐周边熨，冷了再炒，再熨。

（2）把生姜、独头蒜捣烂了，加红糖敷在肚脐上。

（3）可以喝一些红糖姜水。穿暖和不要受寒，好好休息，多睡觉。

【求医录】

患者问：

我小孩出水痘，他年龄太小，又不能吃更多的西药，怎么办?

铁牛老师答：

你去买一些金银花，再买一些甘草，煮水给孩子喝。

患者问：

我的儿子一岁多，消化不良,肚子鼓胀怎么办?

铁牛老师答：

可用鸡内金（鸡胃囊外面的包皮）200克，干炒至焦黄，碾成末，存好。每天一次，3~5克左右，冲白糖水或煮粥吃。

患者问：

我的儿子两岁多，总是不爱吃东西，怎么办?

铁牛老师答：

你可以用白萝卜或萝卜籽、山楂煮水，起锅时加些冰糖，给孩子喝，几天胃口就打开了。

患者问：

小儿小肠疝气，很难受，怎么办？

铁牛老师答：

用生姜煮水给小儿泡澡，使之发汗，另外，可用生姜擦其疝气部位，如肛门部位，一天两次，三天能见效。

患者问：

孩子睡觉的时候流口水怎么处理？

铁牛老师答：

买泥鳅500克，晒干，炒黄，然后碾成粉，用黄酒泡服，一天两次，一次20克，吃完即愈。

患者问：

小孩身体有些柔弱，比别的小孩矮小，有没有什么方法，让他结实起来？

铁牛老师答：

让孩子经常吃小米山药粥、薏米红豆粥、白菜萝卜汤，孩子长得快，长得结实。

感冒发烧是身体在排毒

在许多人的观念里，感冒发烧一定要到医院就医，吃药、打针、挂吊瓶一个都不能少。其实，根本不需要如此兴师动众。在许多情况下，感冒发烧是好事，它是身体在排毒。我们何不顺其自然，给身体一个清扫的机会呢?

孩子要是感冒、发烧，父母往往急着带孩子去医院，打针吃药。其实在许多情况下，根本不需要如此兴师动众。

一天夜里，我被电话声吵醒，电话里传来一位亲戚焦急的声音："我儿子突然发高烧，怎么办啊？"我先安抚他，让他不要紧张，接着我仔细询问了一下孩子的症状，根据这位亲戚描述的情况，我推断孩子的情况应该是普通的感冒发烧。于是，我便建议他注意观察孩子的情况，如果严重，要及时告诉我，并嘱咐他多给孩子喝些水，水里放一点盐和糖。

亲戚按照我说的做了，可过了一个小时，孩子的体温还是没有降下来，亲戚更加着急了。我又让他用生姜擦一擦脚心，煮一些姜水用毛巾敷头，泡脚。大概过了半个小时，男子兴奋地告诉我，孩子的烧退了，现在孩子睡得可香了。我说那好，你就让孩子多休息，天亮就会痊愈了。果然，第二天，孩子活蹦乱跳的，跟没生过病似的。

后来，我见到我的这位亲戚，他一个劲儿地夸我是神医，说别人家的孩子感冒发烧都要吃药、打吊针，我看病一块姜就搞定了。

其实，我哪里是什么神医，只是懂点医学常识罢了。现在的人往往认为，感冒发烧，都要到医院看一看，好像只有吃了药、打了针，心里才放心。总认为只有尽早把感冒、发烧赶跑，才能万事大吉。

实际上，感冒、发烧并不是什么坏事，没必要刚出现矛头，就把它扼杀在摇篮里。感冒、发烧是人体自然免疫系统最常见的一种反应，是外部寒邪入侵人体，阳气受损，从而造成身体运化缓慢，体温下降，运化受阻。

发烧可以消灭体内的寒湿毒气。感冒的时候，人们会感觉身体忽冷忽热的，这说明体内阳气和寒气正在战斗。如果此时因势利导，通过排尿、排痰、流涕，就可以将身体的毒素排掉，清除毒素，当然会一身轻松了，身体也感觉比以前更好了。

所以，一个人一年有两三次的感冒和发烧都是好事情。有的人从来不感冒，那就要小心了，身体里积攒的毒素多起来，一旦生病可就是大病了。

另外，有时候发烧并不是病，是一种正常的生理现象，比如小孩在长牙、长骨骼的时候都会发烧，可以夸张点说，小孩每发过一次烧，就长大一些，成熟一些。

现在，我们再来说说感冒发烧了该怎么办。普通感冒发烧的处理，一般要发汗，补充水分，及时休息，不但要多排尿，还要注意补充能量。刚才我已经介绍了两种治疗感冒的方法，一是喝水，水里放些盐和糖，一定要充足补水；二是用生姜擦脚心，煮姜水用毛巾敷头，用姜煮水泡脚，帮助发汗和降温。

除此之外，还可以用葱、姜、蒜捣成泥，敷一敷肚脐，这些方法都可以发汗。只要充分调动人体的阳气，把寒气排出去，身体会很快康复的。

如果采用以上的办法，高烧依然持续不退，就要及时去医院就诊，以免延误疾病的最佳治疗时间。

【求医录】

患者问：

伤风鼻塞、怕冷、头痛的感冒，有什么好办法吗？

铁牛老师答：

草鱼（鲩鱼、青鱼）肉片150克，生姜片25克，米酒100毫升，用水半碗，煮沸，加入以上三味煮熟，加入食盐少许调味，趁热吃下，使出微汗。

患者问：

我经常头痛，吃了很多药，都没有什么效果，该怎么办呢？

铁牛老师答：

用鸽子一只，天麻25克，炖汤喝，一天分2次吃完，症状轻的吃一个就会明显改善，症状重的吃两三只就能改善。注意，喝鸽子汤忌酒和海带。

让孩子快速止咳的好方法

小儿咳嗽是父母的最怕，孩子每咳一声，都牵动着父母敏感的神经，让父母心惊胆战。有什么方法能让孩子快速止咳，又不会因为用药对孩子的身体产生副作用呢？那就试试神奇的食物疗法吧。

我的一位亲戚，半年前生了一个儿子。孩子生下来之后，体质较弱，经常生病。最近又因感冒引发了咳嗽，一天到晚咳个不停。父母心疼得不得了，想给孩子吃点止咳药，或是去医院打点滴，又担心孩子太小，用西药不好，就找了一个中医，开了点止咳糖浆、枇杷川贝露。起初，效果还不错，可没过多久，又咳嗽不止了。

于是，亲戚找到我，让我帮忙想想办法。据我所了解的情况，我认为这个孩子应该患的是百日咳。百日咳是小儿常见的急性呼吸道传染病，病程较长，可达数周甚至3个月左右，故而得名。

患有百日咳的孩子通常先天肾气比较虚弱，再加上孩子在成长的某个阶段，阳气受到了侵蚀，比如病毒感染、风寒、燥热等，就会引发本病。其实不仅是孩子，大人经常咳嗽也与身体虚弱，缺乏津液有关。

心细的人也许会发现，小孩身体好、口水多的时候，一般不会咳嗽，一旦体质虚弱，加上外在因素诱发，咳嗽就会马上来报到。如果得不到有效的治疗，咳嗽就会拖很久，有的甚至可达数月。这个时候光靠吃止咳药（糖浆、枇杷露）是很难见效的，有时看似管用，能止咳几天，但过不了多久，就又会咳嗽不止。

所以，小孩患上咳嗽刻不容缓，一定要在治疗的同时，配合食物调理，通过补充津液、滋润肺脏，再补充阳气，增强孩子的抵抗力，才能防止旧病复发。具体做法，可以参考以下几点：

第一，用生姜、枸杞、红枣、红糖炖水，早晚各喝一次，用来帮助小儿升津液。

第二，多吃润肺的食物，例如：冰糖蒸雪梨，冬瓜冰糖炖水，百合冰糖炖鸡蛋羹，银耳、红枣、枸杞、冰糖炖水，这几样食物可以交替食用。

第三，平时要让孩子多喝水，也可以多喝养生茶，一岁以上的小孩，可以炖一些鹌鹑、鸽子汤，让其食用。

亲戚按照我提供的方法给孩子进行调理，几天后，孩子的咳嗽次数明显减少，一个星期后，基本不再咳了。她非常高兴，问我以后小孩还会不会犯病。我告诉她，只要注意保养，咳嗽的次数就可以降到最低。然后，我给她提了两点建议：

首先，不要让小孩受风寒，小孩玩起来到处跑，容易出汗，如果大人不注意，风一吹，就容易感冒、咳嗽，所以，在小孩大汗淋漓之后，一定要及时把汗擦干净。

其次，平时一定要让孩子多喝水，不要等到他渴了才喝水，大人要定期、定时、定量给他喝水，养生茶可以一直喝下去。养生茶里面有丰富的营养，常喝对孩子身体好，能增强消化能力和免疫能力。

提醒全天下的父母们：只要父母多细心，孩子就会多健康！

【求医录】

患者问：

我的孩子患上了百日咳，家里的老人怕孩子着凉，老把窗户关得严严实实的，这样好不好啊？

铁牛老师答：

这样并不好。百日咳的孩子由于频繁剧烈的咳嗽，肺部过度换气，易造成氧气不足。应让孩子多在户外活动，室内也尽量保持空气新鲜流通。

鸣 谢

本书出版得到了深圳铁牛道医养生文化投资管理有限公司、深圳市众道养生服务管理有限责任公司、深圳市众康生物科技有限责任公司、深圳市联合众康养生有限责任公司的大力支持。

同时，本书的顺利出版得到了江西科学技术出版社邓玉琼编辑的指导和支持，并提出许多中肯意见，在此一并感谢！

铁牛

2016年9月19日